DESENGÁNCHATE DE LAS DIETAS

Crea un estilo de vida saludable para siempre

NICOLÁS MIER Y TERÁN

DESENGÁNCHATE DE LAS DIETAS

Crea un estilo de vida saludable para siempre

AGUILAR

El papel utilizado para la impresión de este libro ha sido fabricado a partir de madera
procedente de bosques y plantaciones gestionadas con los más altos estándares ambientales,
garantizando una explotación de los recursos sostenible con el medio ambiente y beneficiosa para las personas.

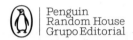

Penguin
Random House
Grupo Editorial

Desengánchate de las dietas
Crea un estilo de vida saludable para siempre

Primera edición: noviembre, 2023

D. R. © 2023, Nicolás Mier y Terán

D. R. © 2023, derechos de edición mundiales en lengua castellana:
Penguin Random House Grupo Editorial, S. A. de C. V.
Blvd. Miguel de Cervantes Saavedra núm. 301, 1er piso,
colonia Granada, alcaldía Miguel Hidalgo, C. P. 11520,
Ciudad de México

penguinlibros.com

ISBN: 978-607-383-768-2

Impreso en México – *Printed in Mexico*

Índice

1

¿Por qué hago lo que hago?

uizá sea anticuado, pero a mí me gusta empezar por el principio y ¿qué mejor manera de iniciar que contándote un poco sobre mí? Soy Nicolás Mier y Terán Iza y desde pequeño me considero un apasionado de la nutrición. Cuando era niño solían interesarme las etiquetas de nutrición de los productos que comía y constantemente me hacía preguntas sobre si era bueno o malo comer un sándwich o unos huevos revueltos, cereal con leche o quesadillas, gomitas o chocolates, y demás opciones que nos topamos al crecer. Cuando hacía estas preguntas sobre si era bueno o malo comer alimentos, como galletas o pan dulce, la respuesta que recibía era: "Puedes comer lo que quieras, ya que estás en crecimiento" o "Tú, que haces ejercicio, puedes comer pan dulce sin problema". Una hermana de mi papá tenía una casa de descanso en Cuernavaca y cuando nos invitaban algún fin de semana o en una vacación, mi tío me hacía el encargado de escoger el pan dulce y los postres que íbamos a comer. En las mañanas lo acompañaba a la panadería a comprar el pan del desayuno y, por las tardes, después de comer, también era el encargado de elegir los postres (pastel, helado, galletas y pasitas con chocolate, entre otros).

La realidad, aunque me duela un poco aceptarlo, es que comíamos de manera muy desequilibrada y en exceso. Para este momento, digamos que tenía entre 5 y 10 años, yo me seguía preguntando si todos esos alimentos que comíamos eran correctos y saludables. Algo que recuerdo mucho es que las gomitas y los cereales industrializados tenían leyendas en los empaques que decían "sin grasa". Así que, mi yo de 7 años pensaba: "Como no tienen grasa, pues... seguramente es seguro consumirlos y no engordan, ¿no?". La respuesta, aunque aún no lo sabía, era un rotundo: NO.

Más grande, ya de adolescente, me seguía preguntando qué opciones eran mejores que otras o si después del ejercicio era más apropiado comer huevo o cereal con leche, hacer una colación de barritas industrializadas o fruta y un sándwich; si al estar en un restaurante debía pedir jugo o refresco. La verdad es que no encontraba respuestas concretas. (Puede parecer sorprendente, pero hasta hace relativamente poco no teníamos Google para realizar ese tipo de consultas.)

Crecí en una familia bastante típica, donde a varios de nosotros nos encanta el chocolate, así que ese alimento nunca faltó en casa. A mi abuelo, mi mamá, mi hermano y a mí nos gusta tanto el chocolate que entre nosotros solíamos decir que podíamos comer postres sin parar y jamás empalagarnos. Y que, además, podíamos empezar una comida por el postre sin mayor problema.

Conforme fui creciendo, empecé a ganar peso y a mis 17 años llegué a mi máximo histórico: 93 kilos (para referencia, mido 1.76 m). Usando la medición de índice de masa corporal (IMC), que es una medida de volumen que se obtiene dividiendo nuestro peso entre la estatura al cuadrado, el resultado era de 30. Eso me ubicaba en el rango de obesidad.

Tenía muy malos hábitos de alimentación y ejercicio. Comía más productos industrializados de los que debía. Entre muchas otras cosas, el sobrepeso afectó mi seguridad y autoestima. En fin, quienes lo hemos sentido, sabemos que no nos gusta estar ahí. Para poner un ejemplo, mi alimentación en un día consistía en:

- Desayunar un plato de cereal con leche y un plátano (sin duda, una de las opciones preferidas por muchos en México).
- Un lunch de sándwich, barritas o galletas, y a veces compraba alguna bebida azucarada.
- Comer sopa de verduras o de pasta, y guisado acompañado con arroz, tortillas y frijoles.
- Cenar, las clásicas e infalibles quesadillas y tomar un vaso de leche.

Una alimentación muy estándar para la mayoría de los mexicanos.

Y ni hablar de las papitas y antojos de media tarde: "Total, estoy en crecimiento, puedo hacer mucho ejercicio y, al ser adolescente y estar en la escuela, gasto muchas calorías estudiando y haciendo tarea". ¿Correcto? (Pista: otra vez es un NO.)

Siempre fui un niño activo e inquieto y en mi infancia aprendí a surfear... ¡me encantaba! Fue justo cuando estaba más pesado (o, como dirían por ahí, "llenito") que ya no pude practicar este deporte que tanto me apasionaba. Con tristeza veía cómo hundía mi tabla más de lo necesario para tener un buen desempeño. Ese fue el factor definitivo para cambiar mi estilo de vida y ponerle un freno al sobrepeso. Llegué a la casa de fin de semana de mis papás y en ese momento, desde mi enojo, me dije: "Se acabó el Nicolás que no puede hacer surf". En un arranque un poco dramático (lo confieso) busqué todos los productos industrializados que teníamos en casa y los tiré a la basura. Mi frustración, enojo y tristeza eran muy grandes. Lo que más recuerdo es que desde ese instante me dije: "A partir de ahora me voy a hacer flaco".

Fue por esa época que leí un libro al que tuve acceso por mis hermanos mayores. Se llamaba *Body For Life*, el cual planteaba un programa de alimentación y ejercicio (sobre todo de cardio y pesas) que prometía cambiar tu cuerpo en 12 semanas. Lo empecé a seguir, a pesar de tener en mi contra no contar con una membresía en el gimnasio ni suplementos específicos. No tenía la intención de ponerme una fecha límite para llegar a un resultado, pero ¡sorpresa!: un año después bajé 20 kilos y, con ellos, gané todos los beneficios asociados con perder peso. Mi autoestima y seguridad mejoraron y, por supuesto, pude practicar nuevamente el surf que tanto me gusta. En ese momento reflexioné y me di cuenta del impacto que puede tener leer un libro que nos ayude a cambiar por completo nuestros hábitos y apegarnos a nuevas costumbres. Eso es lo que espero poder trasmitir a través de lo que ahora tienes en tus manos: mi primer libro.

Para mí, fueron 20 kilos menos y un cambio radical en mi vida. Para ti, puede ser mejorar tu salud, seguridad, autoestima, imagen, perder miedos y ansiedades, dejar de tener culpa y algunos otros factores emocionales que no te dejan vivir en paz.

Verás que comer y hacer el ejercicio que te propongo no es difícil. En algún momento lo puedes sentir cansado, latoso, abrumante... pero creo que poco a poco puedes avanzar mucho. Así como yo lo hice: perdí 20 kilos en un año y nunca los volví a recuperar.

Antes de empezar mi carrera de Nutrición, estuve un semestre en el ITAM (Instituto Tecnológico Autónomo de México) estudiando Relaciones Internacionales. Aunque solo pasé un semestre ahí, tuve algunos momentos de, podría llamarse, "iluminación" que te quiero compartir. En mis días de universitario, además de llevar los libros propios de Relaciones Internacionales en la mochila, cargaba con el libro *La Dieta de la Zona*, que repasaba en mis ratos libres (los cuales en realidad no existían ya que, como algunos de ustedes sabrán, el ITAM es muy demandante). Mi interés por la nutrición y todos sus aspectos me acompañaba incluso mientras estudiaba otra carrera. Ahora que miro hacia atrás, lo veo como una señal clarísima de que lo que hago actualmente es mi verdadera vocación.

Un día, estaba haciendo fila para comprar un café y mientras avanzaba leía todas las opciones (café, café con leche, chocolate caliente y otras bebidas) y, analizando un poco el menú, pensé: "El café que debo tomar es americano, sin leche ni azúcar. La leche tiene calorías y la etiqueta de nutrición dice que tiene proteína, carbohidratos y grasa, por lo que creo que es una buena idea evitar agregarla a mi bebida". En general, estaba muy alerta a lo que comía y también a lo que comían quienes me rodeaban. Me fijaba y pensaba en cómo podía ayudarlos a mejorar sus elecciones de alimentación. Esto es algo que me acompaña desde el inicio de mi carrera y que, justamente, me ha ayudado a crear un plan en donde la nutrición correcta del cuerpo es el principal objetivo. Sin restricciones, pero siempre consciente.

El segundo gran momento de mi época como "itamita": estaba con mis compañeros y teníamos que estudiar para un examen final muy importante. Nuestro plan era ir a comer tacos (quienes conocen el ITAM saben perfecto a cuáles me refiero) y de ahí subir a la biblioteca para empezar a prepararnos para dicho examen.

Mi intervención textual fue: "Si comemos tacos y tomamos refresco, nuestras células se van a inflamar, nos va a dar sueño y no vamos a retener lo que estudiemos. ¿Por qué no mejor vamos a comer ensalada con un sándwich, agua y café negro? Creo que tendremos un mejor desempeño estudiando".

Evidentemente, la reacción de mis amigos fue la esperada de una bola de chavos universitarios. Todos me voltearon a ver con cara de "¿Quééé?", sin entender lo que les estaba planteando, se rieron y, sí, acabamos comiendo tacos.

Estos dos momentos me abrieron los ojos para entender que mi camino no era ese. La realidad es que el ITAM y las Relaciones Internacionales no eran para mí, así que me salí y empecé a estudiar Nutrición y Ciencias de los Alimentos en la Universidad Iberoamericana. Como cualquier egresado, al terminar quería entrar a un trabajo que me hiciera aprender y me permitiera aplicar lo que estudié durante mi carrera. Así que ingresé al Centro de Nutrición y Obesidad del Centro Médico ABC. Ahí tuve la oportunidad de desempeñarme como nutriólogo y acompañar y guiar a mis pacientes para que lograran sus metas de peso y, principalmente, de salud.

Trabajé por más de 10 años ahí. Justo durante ese tiempo me di cuenta de que lo que me apasiona es ayudar a que los pacientes pierdan peso y se mantengan saludables. Hoy, sé que ser y mantener tu mejor versión te puede cambiar física, mental y emocionalmente, y más adelante veremos el porqué.

No se trata solo de hacer una dieta, hay que cambiar muchas más cosas alrededor. Se trata de crear un estilo de vida que pueda ser sustentable siempre, que aporte longevidad, salud y bienestar general.

En nutrición 1+1 no siempre da 2, ya que hay muchas hormonas involucradas en el cuerpo (esto también lo abordaremos de manera sencilla más adelante). Así que empecemos de una vez. Me emociona compartir estas páginas contigo y espero lograr que, al final del camino, tú alcances una vida más saludable y longeva. ¡Allá vamos!

2

Impactar al mundo

¿**S**abías que en 2017 había 650 millones de personas obesas en el mundo y que para el 2030 se estima que habrá 1100 millones? (este dato lo obtuve del libro *2030. Cómo las tendencias más populares de hoy darán forma al nuevo mundo*, de Mauro F. Guillén). No quiero que pertenezcas a este terrible número, por el contrario, quiero que le demos la vuelta y seas de las personas que mantienen un buen peso, que tengas menos riesgo de enfermedades y mucha salud durante toda tu vida.

No quiero prescribir una dieta más, me enfoco en cambiar estilos de vida porque eso es lo único que traerá resultados duraderos a largo plazo.

No importa en qué lugar del mundo vivas, la información que te presentaré es fácil, práctica y puntual y podrías comenzar a aplicarla desde el momento que la leas. Lo cierto es que el panorama de salud mundial en cuanto a obesidad y las enfermedades que esta desencadena es muy desalentador. La única manera de hacer un cambio es empezar hoy, no dejarlo para mañana, y comprometernos con nuestro bienestar. Solo tendremos este cuerpo por el resto de nuestras vidas, depende de nosotros llevarlo a su máximo potencial y extender su salud lo más posible.

Datos en el mundo y en México

Navegando por internet me topé con un artículo en la página de *Infobae* (que ahora es uno de los medios en español más leídos globalmente), en el que se leía:

> La obesidad se está convirtiendo en una de las peores pandemias no contagiosas en la historia de la humanidad. El Atlas Mundial de la Obesidad dio a conocer que en el 2020 había 1079 millones de personas con algún tipo de obesidad en todo el mundo, cifra que se prevé pueda agravarse y llegar a los 1469 millones para el año 2030. México ocupa el quinto lugar en la tabla de países que tienen mayor población con este problema en el mundo y se espera que en una década el 36.8% de la población adulta mexicana padezca este trastorno, es decir, más de 35 millones de personas.

De acuerdo con la misma fuente citada, para la Encuesta Nacional de Salud y Nutrición (ENSANUT) 2021, realizada por el Instituto Nacional de Estadística y Geografía (INEGI), en México las personas que más padecen obesidad, categorizando por grupos de edad, son los hombres y mujeres de entre 30 y 39 años, grupo que constituye 39.6% del total de la población mexicana con esta enfermedad. Es decir, personas relativamente jóvenes, con una larga vida por delante, que podrían verse afectadas de seguir por el camino de los malos hábitos alimenticios y del sedentarismo. Terrible, ¿no?

Cuando una persona vive con sobrepeso y obesidad, su calidad de vida y todo lo que esto implica (el factor físico, emocional y salud) se ven afectados. También es por eso que quiero ayudar a que dejes de ser parte de la estadística y puedas vivir tu mejor versión, sin que esta enfermedad te frene. Siempre lo pienso al revés: hay que ser parte de las estadísticas positivas y hay que ser parte de las personas que están en un rango de peso normal, que cumplen con el ejercicio y actividad física diaria, que caminan 8 mil pasos promedio al día. Quienes duermen 6 horas o más y cuidan su ansiedad y estrés. Quienes cuentan con exámenes de laboratorio en los rangos adecuados. Cada vez que doy una consulta pienso en ayudar a que mis pacientes pasen a las estadísticas buenas y salgan de las negativas. Todo se trata de perspectivas: tratemos siempre de estar del lado luminoso de las cosas y la vida será mucho más sencilla. La salud es la base de todo esto.

Retomo el artículo que mencioné antes: "La falta de políticas públicas que puedan hacer frente al aumento de la población con obesidad podría traer un futuro no muy alentador y, en el peor de los casos, se cumpliría el pronóstico de los especialistas del *Atlas Mundial de la Obesidad*".

Los analistas usan el índice de masa corporal (IMC) para determinar el sobrepeso calculando su peso y estatura; mientras más arriba esté, mayor será el riesgo a la salud. Si el IMC se encuentra entre 25 y 29, se habla de sobrepeso; cuando el IMC va de 30 a 34.9, entonces se encuentra en obesidad tipo 1; si entra entre los 35 y 39.9, se habla de tipo 2; y si es igual o mayor a 40, se trata del tipo 3.

En un escenario futuro, si, para el 2030, 36.8% de la población mexicana adulta tuviera obesidad, el aumento sería de 1.6% anual. De los más de 35 millones de personas que entonces tendrían obesidad, al menos 22.5 millones serían del tipo 1 (de bajo riesgo), 7.5 millones serían del tipo 2 (riesgo moderado), mientras que 5 millones serían de tipo 3 (alto riesgo para la salud).

Además, según el *Atlas*, para el mismo 2030 las muertes prematuras asociadas a la obesidad llegarían a 45%. De acuerdo con el análisis del INEGI, en los últimos 20 años el país ha visto un aumento en la obesidad en la población adulta, lo cual se explica por la falta de medidas e información para combatir este padecimiento, sobre todo entre los niños y los jóvenes.

Es increíble que no estemos poniendo el ojo en las futuras generaciones y, aunque

jamás promoveré que un niño pequeño esté a dieta, sí que podemos comenzar a inculcar hábitos saludables para que desde la infancia sepan nutrirse y moverse. Lo considero una especie de "seguro de vida" que les podemos regalar de una manera sencilla y que durará por siempre.

En ocasiones, el sobrepeso y la obesidad son considerados problemas relacionados con aspectos genéticos, pero pienso que más bien tienen que ver con el estilo de vida. Se ha documentado que consumir alimentos de mala calidad nutricional, bebidas con azúcar y la inactividad física tienen una relación directa con estos padecimientos.

Del mismo modo, tener siempre disponibles en las escuelas alimentos procesados, fritos y con azúcares genera consumos por arriba del promedio recomendado y en periodos cortos de tiempo, tal como asevera Juan Rivera en el libro *Obesidad en México: recomendaciones para una política de Estado*. Si los niños y adolescentes tienen a la mano este tipo de alimentos, evidentemente los elegirán, pero es ahí donde podemos presentarles diferentes opciones, sin satanizar las otras.

Este panorama se suma al de la reciente pandemia de coronavirus, durante la cual los niños dejaron de hacer actividades físicas al aire libre, se redujeron las caminatas a la escuela o a la casa y se incrementó el tiempo que pasaron sentados frente a las pantallas ya sea para tomar clases, estudiar o para entretenerse.

El reporte *Actions & Interventions For Weight Loss* reveló el promedio de peso que las personas han ganado por país durante la pandemia. De acuerdo con este, México se ubica en primer lugar, con un promedio de 8.5 kilogramos por habitante, mientras que el promedio mundial se calculó alrededor de los 6.1 kilogramos.

El estudio indicó que en México, 68% de la población declaró comer de manera más saludable sin hacer una dieta, 50% evita el consumo de bebidas azucaradas, 50% hace ejercicio, 31% reduce la cantidad de comida que ingiere durante el día, 68% está restringiendo su consumo de azúcares, y 52% de aquellos que no están buscando bajar de peso sí están disminuyendo su consumo de azúcar.

Cuando leo los datos mencionados anteriormente, algo no me cuadra. Los mexicanos afirman estar haciendo estos cambios, pero no están logrando los resultados que quieren y los números no mienten. Las acciones dicen mucho más que las palabras y, en este caso, creo que se está diciendo mucho, pero no se refleja en las estadísticas.

Si en una familia los padres presentan sobrepeso y obesidad es altamente probable que los hijos también los padezcan. Por eso, si aplicas estos consejos para tu familia, podrás romper el ciclo y te prometo que todos van a vivir más saludables.

Para ponerlo de manera fácil y como mencioné antes: es necesario hacer elecciones sanas sobre los alimentos que elegimos comer, hacer ejercicio en familia y así, en todo momento, a los niños les será más fácil adoptar el estilo de vida de los padres.

Cuando era niño mis papás me llevaban a caminar los fines de semana y, aunque no me encantaba ir, hoy entiendo la importancia de juntar la teoría con la práctica. Recuerda que la mejor manera de educar es con el ejemplo, así que si eres papá o mamá, te invito a adherirte estos puntos:

- **Evita premiar o castigar con comida.** Que la comida nunca sea moneda de cambio para situaciones de estrés o felicidad será el primer paso para lograr que tu hijo tenga una relación sana con ella.
- **Evita obligar a tus hijos a comerse todo lo que está en el plato.** Si tu hijo ya está satisfecho, no lo obligues a seguir comiendo. Recalca la idea de que debe comer únicamente cuando tenga hambre y dejar de hacerlo cuando esté satisfecho.
- **Evita hablar de "alimentos malos" o "prohibidos" y no elimines por completo los dulces y tentempiés favoritos de la dieta de tu hijo.** Los niños pueden rebelarse y comer cantidades excesivas de los alimentos prohibidos cuando están fuera de casa o traerlos a casa a escondidas. Sírveles alimentos saludables la mayor parte del

tiempo y ofréceles un "gusto" algunos días a la semana, en el orden correcto y cuidando cantidades.

- **Anima a tu hijo a hacer ejercicio físico cada día.** Ya sea practicando un deporte de equipo organizado o manteniéndose activo en sus ratos libres.
- **Limita el tiempo que tu hijo pasa delante de la televisión, el teléfono, la computadora o los videojuegos.** Evita también que coma delante de una pantalla (de televisión o de otro tipo).
- **Habla con tus hijos sobre la importancia de tener y llevar un estilo de vida saludable.** Sé un buen ejemplo para tus hijos en cuanto a alimentación y ejercicio. Fomenta hábitos saludables y les evitarás muchos problemas de salud.

Propongo estas acciones para contribuir a evitar que las estadísticas de sobrepeso sigan aumentando de manera negativa, pero también lo hago porque muchas veces me piden consultas para niños de 5 a 10 años, y mi respuesta siempre es: "Foméntale buenos hábitos en casa y nada de dietas". No quiero ser causante de niños que empiezan con dietas en lugar de estar jugando, brincando, riendo y haciendo todas las actividades que los niños deben hacer.

3

Mi intención

La finalidad de este libro es ayudarte a llegar y a mantener la mejor versión de ti mismo. No importa tu edad, género o condición física. De la mano, encontraremos una forma fácil, práctica y muy puntual para que llegues y mejores tu estado de salud.

Te voy a enseñar a que lo veas diferente. La meta no es bajar de peso, ni mantener lo perdido, tampoco verte ni sentirte bien; mucho menos que te quede la ropa o que tengas salud. Es totalmente al revés. Todos los anteriores son la consecuencia de unir conductas que te lleven ahí. Y lo voy a plantear de una manera que todos (sí, ¡tooodos!) puedan entender y, sobre todo, lograr.

> **MI MISIÓN: que tus nuevos hábitos y conductas los hagas y mantengas de manera tan HABITUAL, que lo RARO resulte que hagas lo que solías hacer antes.**

Te pongo un ejemplo sencillo: la meta no es leer un libro, hay que leer 10 hojas al día y el libro se lee solo. Lo ideal no es leer 50 hojas un día para dejar de leer durante 4 días. Todo funciona con la constancia, y así llegará un punto en el que no te pesará.

Otro ejemplo: la meta no es hacer un pastel; sigues las instrucciones y el pastel sale solo. Y si no sabe rico, APRENDES. Ves qué falló y CORRIGES para que a la próxima sí quede exactamente como querías.

En estas páginas vas a aprender a tener una mejor relación con la comida. Nada tiene que ser prohibido si sabes incluirlo en tu vida de manera inteligente. No veas todo en blanco o negro, es decir, si te pones a dieta estás en blanco y si no la haces estás en negro. Aprende a ver las tonalidades de gris: se puede comer TODO, pero de la manera correcta, cuidando cantidades y teniendo mayor constancia con tu ejercicio y movimiento. Vas a dejar de vivir a dieta y con culpa. ¿Te suena bien?

Te voy a dar un poco más de contexto. Cuando empecé a dar consulta me di cuenta de que hay cosas sobre las dietas que no permitían que fueran sostenibles, es decir, si tienes una reunión de fin de semana y estás a dieta o en un régimen de alimentación específico tienes algunas opciones:

1. Cancelar (ya que lo que normalmente dan de cenar no está incluido en tu plan).
2. Asistir y llevar tus propios alimentos (lo cual te hace sentir muy incómodo, aunque expertos en psicología digan que lo hagas y que te sientas

seguro al hacerlo, seamos honestos, ¿quién se siente cómodo llevando un tóper de ensalada a una fiesta con amigos?).

3. Ir y romper tu plan (y claro, sentir culpa, pensar que como ya lo rompiste, puedes dejarte ir y "total, retomas nuevamente el lunes"... si es que retomas).

4. Pensar que todo tu esfuerzo ya no sirvió, así que será un intento fallido más.

5. Comer en la reunión y pensar que no tienes fuerza de voluntad.

6. Pesarte al día siguiente y sentir que todo está arruinado (ojo: la ganancia de peso que pudiste tener está relacionada con retención de agua y fácilmente te podrías deshacer de ella pero, de momento, se siente terrible).

La realidad es que los seres humanos y los pacientes normalmente queremos MAGIA. Es decir, resultados garantizados con el mínimo esfuerzo y poca constancia. Aunque nunca he estado peleado con que mis pacientes quieran magia, en lugar de esto llegué a una conclusión sencilla: "Nicolás, tienes que aprender a crear esa magia y trasmitirla a tus pacientes".

Por *magia* me refiero a:

- Poder comer pizza y que de todas maneras pierdan peso.
- Saber romper en reuniones sociales y regresar al plan.

- Poder romper en fin de semana, puente o vacación: disfrutar, no sentir culpa y saber retomar los hábitos saludables.
- Lograr metas de ejercicio y actividad física sin necesidad de hacer cosas extremadamente demandantes y poco adecuadas para muchos pacientes.

A lo largo de los años y de alrededor de 70 mil consultas dadas creo que he aprendido a crear y perfeccionar esta MAGIA. Pero, eso sí, siempre tiene que ir acompañada de la voluntad de querer mejorar. No importa tanto si tu motivación es un mejor cuerpo o (todavía más importante) una mejor salud, sino quererlos lo suficiente.

Quiero ayudarte a que, sin importar en qué situación de la vida te encuentres, sepas COMER, ROMPER y REGRESAR a tu plan.

Ahora, dentro de esta magia no todo es color de rosa. Como dije, tienes que estar dispuesto al cambio. Y, muchas veces, uso estrategias y puntos de vista militares para que mis pacientes logren un mejor apego —por cierto, soy fan del manejo militar en muchas áreas de mi vida; más adelante también te platicaré de esto y de algunos libros que me han ayudado a implementarlo en mi día a día—, por ejemplo:

- ¿Por qué hay que comer primero verdura? Hay una explicación científica alrededor de esto, que veremos más adelante, pero de manera fácil, práctica y puntual: se come primero verdura (antes de desayuno, comida y cena) porque *así es*.
- Hay que encontrar, programarnos y hacernos el tiempo para caminar tres veces al día porque *así es*.
- Hay que hacer ejercicio porque *así es*.
- Hay que aprender a regresar al orden después del desorden porque *así es*.
- Hay que evitar estar sedentarios: por cada hora u hora y media (máximo 2 horas) que pasemos sentados hay que levantarnos y activarnos de 2 a 3 minutos con algo de intensidad porque *así es*.

Este ASÍ ES lo explico de forma fácil: esa conducta es necesaria para que obtengas y mantengas los resultados que quieres, no porque yo decidí imponértelo y ya.

Estos son algunos ejemplos que uso para ayudar a que mis pacientes tengan mejor apego. Cuando me dicen: "Regresar al orden después de un fin de semana o unas vacaciones desordenadas en cuestión de alimentación y ejercicio es difícil". Yo les contesto: "A tus hijos regresar a la escuela después de esas vacaciones también se les hace difícil. Y tú les dices que mañana es lunes y hay que regresar a clases porque *así es*".

He visto cómo pacientes cambian de *mindset* en una consulta con este tipo de ejemplos y logran un mejor apego y, claramente, los resultados se dan solos.

Muchas veces también los ayudo a ser más organizados para que logren mejores resultados. Por ejemplo, a todos nos falta tiempo y, créeme, no soy mago ni podré darte horas extra en el día, pero juntos siempre podemos encontrar la manera de "hacer el tiempo". Expertos en organización y tiempo afirman que una planeación de 20 minutos durante la noche hará que tengas de 60 a 90 minutos ganados al día siguiente. Yo no lo inventé, lo afirma Brian Tracy en su libro *Eat That Frog*. Entonces, si no tienes tiempo de hacer ejercicio planea por las noches: levántate 20 a 30 minutos más temprano y estarás ganando de 1 a 2 horas de tiempo para tu día siguiente.

Cuando mis pacientes me dicen: "Es difícil llevar un estilo de vida saludable y mantener mi peso", les planteo que vivir con sobrepeso también es difícil, así que es momento de "escoger tu *difícil*".

"Escoge tu *difícil*" es otra de las frases que más me ha ayudado a motivar y ayudar a que mis pacientes se den cuenta de que sí pueden ser constantes y avanzar.

Otra frase que me gusta mucho compartirles es: "Siempre estás a una comida saludable, a un momento de activarte de 2 a 3 minutos por cada hora y media de estar sentado, y a una caminata de 10 a 20 minutos de retomar tu ejercicio".

Sin importar si tuviste una comida, un día, un fin de semana o una semana entera desordenada, lo esencial es la constancia. Si la mayoría de las comidas las hacemos bien y la mayoría de las semanas tenemos un buen apego... eso suma a los meses y después a los años y los resultados saldrán y se mantendrán solos.

Otra estrategia que me gusta mucho plantearles es una que retomo de *Atomic Habits*, obra de James Clear: en lugar de solo pelearse usando fuerza de voluntad para apegarse a su plan de alimentación y ejercicio, hay que ir más lejos y crear sistemas para ayudarnos *ambientalmente*. Por ejemplo, si no te gusta hacer ejercicio, crea un sistema: todas las mañanas, inmediatamente después de levantarte, ponte ropa de ejercicio para que te sea más fácil hacerlo o planea una actividad con alguien para que te sea más difícil cancelarla.

Otro ejemplo: como no te vas a comer la comida que no tengas a la mano o a la vista, si te gustan las galletas, no compres una caja enorme, compra un paquete individual para compartirlo y comerlo un día a la semana, y guárdalo donde no lo veas. Esta es una gran estrategia. Yo normalmente guardo las galletas que me regala mi cuñada, Elisa, en una puerta de la despensa que no abro muy seguido —gracias, Eli, nunca dejes de regalarnos galletas—. Eso es ayudarse ambientalmente.

Un ejemplo más: comer verdura te puede costar trabajo porque no la tienes a la mano. Y por eso comes almendras, frutas, galletas u otro alimento que sí está disponible. Lo único que tienes que hacer es tener verduras listas para comer y que estén tan disponibles como estos otros alimentos. Guárdalas en varios tóperes, ya picadas, para que tu primera opción sea la verdura, en lugar de comer lo que no debes.

Siempre que entrevisto a un paciente tomo en consideración estas cosas para ayudarlo a tener un plan fácil, práctico y puntual, el cual pueda seguir de manera sencilla y así lograr mejores resultados.

Si te fijas, te enseño a enfocarte y ocuparte en lo que realmente puedes controlar y que te acostumbres a soltar el peso —esto lo aprendí de libro *13 cosas que las personas mentalmente fuertes no hacen* de Amy Morin—. Así que ponlo en práctica y ocúpate de lo que está en tus manos.

Otro punto fundamental que he sacado de libros militares está inspirado en las fuerzas especiales que son enviadas a operaciones para realizar alguna misión peligrosa o desafiante. Algo importante del éxito es que la comunicación de dicha misión o plan sea *fácil*, que todos entiendan su parte y la ejecuten. Si todos lo entienden de manera *sencilla* el éxito de la operación es mayor. Así que hay que simplificar. Los planes de alimentación que prescribo son muy *fáciles* por esa simple razón: si es sencillo, el paciente se apega y los resultados vienen solos.

El concepto de lo *sencillo* lo tomé del libro *Extreme Ownership. How US Navy Seals Lead and Win* de Jocko Willink. Te explico: todos sabemos que es mejor opción hacer las comidas en casa, pero si esto no es posible para algunos pacientes, habrá que hacer una estrategia y encontrar opciones para cuando coman fuera y que esto no comprometa sus resultados. Si el plan de alimentación es difícil de seguir, te aseguro que la misión llamada "Perder 10 kg" será saboteada y no tendremos éxito.

Tomo muy en serio mi trabajo; para mí no consiste en prescribirle una dieta a un paciente, más bien lo veo como una oportunidad para cambiar vidas y eso me llena mucho. Tanto es así, que considero que tengo una posición de liderazgo con cada uno de mis pacientes, con la información que publico en redes y con todos los datos planteados en este libro.

> **Como líder quiero GANAR, quiero que mis pacientes y todas las personas que confían en mí también ganen. Como líder, hay dos escenarios: ganar o perder... y seamos honestos, a nadie le gusta perder.**

Un líder efectivo lleva a sus equipos (en este caso a mis pacientes) a lograr la misión y ganar. A largo plazo quiero que quienes acuden a mí dominen diversos escenarios: cumpleaños, vacaciones, puentes, eventos sociales, momentos de frustración, flojera, hartazgo... y que ganen. Que no se rindan, porque es lo único que no voy a aceptar. Rendirse por no lograr la misión no es aceptable.

En muchos años de dar consulta he descubierto que los pacientes (de hecho, los seres humanos en general) somos muy poco tolerantes a la frustración. En verdad, si no logramos algo a la primera... *bye*. Si no bajamos 5 kilos en un mes: *súper bye*. Si la misión es lograr mejorar tu salud y perder peso, pues nos enfocaremos en estrategias de ataque por varios frentes y no en el resultado final.

En este momento debes de estar pensativo o reflexionando: esta podría ser tu última dieta o intento para perder peso y mantener lo perdido, ya que no te dejaré darte por vencido. Estamos juntos en este barco (o batalla, o misión, o como quieras llamarlo) y juntos es como lograremos llegar al resultado.

Recuerda

☑ Realizar tus nuevas conductas tan habituales que lo raro sea que regreses a tus hábitos anteriores.

☑ Nunca debes sentir culpa.

☑ Hay cosas no negociables (como el ejercicio).

☑ Siempre busca hacer un plan fácil, práctico y que se adapte a ti.

4

Tu mejor versión

Tu mejor versión significa tener un equilibrio. Si te pones a dieta y lo haces perfecto, digamos que te va a ir bien y tendrás los beneficios de esta pérdida de peso. Sin embargo, cuando lo dejes de hacer y regreses a tu rutina anterior, te será muy difícil mantener ese resultado e inevitablemente comenzarás a subir de peso. Sí, me refiero al terrible "rebote" que todos quienes han estado a dieta han vivido.

Es importante tener (y notar) una mejor versión física. Que te guste cómo te ves, que puedas desempeñar actividades diarias que a veces damos por sentado, como jugar con tus hijos, cargar el súper, llevar maletas, subir y bajar escaleras, levantarte, amarrarte las agujetas. Muchas veces, el sobrepeso y la obesidad se cuelan en nuestra vida y nos impiden hacer cosas cotidianas.

Para lograr lo anterior, es muy importante estar fuerte emocionalmente, porque aquí es cuando nos enfrentamos a comer por ansiedad o a consecuencia de alguna otra emoción. O a la siempre tentadora flojera de acostarnos en el sillón a ver la televisión en lugar de ejercitarnos un poco. Debemos mantenernos activos y tomar las decisiones adecuadas para el resultado que queremos. Nuestro peso y salud pueden estar directamente relacionados con cómo pensamos y nos sentimos.

Muchas personas, por estrés y ansiedad, comen alimentos dulces, fritos o poco saludables (aceptémoslo: la gran mayoría no come brócoli y coliflor cuando está nerviosa, ¿te imaginas qué fácil sería la vida si así fuera?). Y como siempre les digo, esto no resuelve nada y se quedarán con dos problemas; el primero, ya comieron lo que no debían y les costará más trabajo bajar; el segundo, el problema inicial por el cual comieron aún no se ha resuelto.

Viéndolo de esta manera, es necesario aprender a no comer por ansiedad, distinguir el hambre del antojo y así resolver los problemas de diferente manera.

Si, por ejemplo, tienes ansiedad por tu carga de trabajo, yo suelo implementar un ejercicio de cinco pasos para evitarlo:

1. Pausa lo que estás haciendo en ese momento.
2. Da un paso atrás y apunta todos tus pendientes (ya sean 5, 10 o 100).
3. Respira profundo para tranquilizarte.
4. Empieza a resolver/ejecutar tus pendientes por prioridad.
5. Desengancha las ansias y sigue.

Lo mismo puede aplicar para, digamos, la ansiedad por preocupación y esas ganas locas de comer que a veces llegan con ella. De nuevo, te dejo cinco pasos:

1. Pausa lo que estás haciendo.
2. Da un paso atrás y ve el problema desde otro ángulo. Trata de siempre mantener el control.
3. Respira profundamente para tranquilizarte.
4. Encuentra una solución diferente que sustituya la necesidad de comer.
5. Desengancha y sigue tu día.

La realidad es que yo no los inventé, aunque sí son un conjunto de pasos sacados de libros de liderazgo y enseñanzas militares. Cuando equipos militares de fuerzas especiales o líderes de empresas se enfrentan a situaciones que no estaban planeadas, tienen que pausar, dar un paso atrás y abrir su ángulo, evaluar qué pueden hacer diferente, respirar profundo y tranquilizarse. Manejar la situación diferente de la mejor manera posible, desenganchar y seguir. Lo que hago es llevar esta mentalidad al ámbito de la nutrición... Si a ellos les funciona, imagina las maravillas que este tipo de pensamiento podrá hacer por tus rutinas alimenticias y de ejercicio.

Para tu mejor versión física y mental será necesario que te fijes en tu alimentación diaria. Tendrás que comer con calidad 90% del tiempo, pero, ojo aquí, lo que crees que es saludable y te nutre podría no serlo en realidad.

No vamos a satanizar ningún alimento y partiremos de que todo lo que comemos puede aportar algo. Pero muchas veces lo que es saludable para una persona puede ser "veneno" para otra. Por ejemplo, un niño en crecimiento puede disfrutar con moderación de alimentos procesados (dulces, galletas o pastel) un día a la semana o en una fiesta infantil sin mayor problema; estos alimentos le aportan energía (que a veces es muuucha) para jugar durante todo el día. Sin embargo, si eres un adulto que tiene diabetes *mellitus* tipo 2, una enfermedad metabólica que se presenta cuando los niveles de azúcar están crónicamente más altos de lo normal, y comes los mismos alimentos que este niño fiestero, es probable que caigas en enfermedad.

Ahora, es importante comprender qué se puede entender por "comer desordenado" o qué es tener una mala alimentación. Abajo te dejo una lista para que cheques si una (o varias) de estas conductas aplican en tu vida:

- Comer todo el día y en desorden alimentos que aportan carbohidratos.
- Abusar de alimentos procesados y saltarse comidas.
- No tomar suficiente agua natural y consumir demasiadas bebidas industrializadas.
- No cubrir nuestro requerimiento de proteína.
- Tomar líquidos que nos aportan calorías (sí, me refiero a los jugos y refrescos).

Lo que tenemos que hacer al detectar este tipo de conductas es cambiarlas gradualmente por otras que representen mejores hábitos:

- Una alimentación adecuada e individualizada, dependiendo de nuestra etapa de vida, actividad física y composición corporal (cuánta grasa y músculo tenemos en nuestro cuerpo).
- Evitar hacer constantemente "dietas de moda".
- No satanizar ningún alimento, entender qué nos aporta y en qué momento del día podría ayudarnos más o tener un menor impacto negativo.

Ahora, las buenas noticias (o cómo sí comer)

Partiendo de que me refiero a adultos de 18 años o más, empecemos por hacer *tres comidas al día*: desayuno, comida y cena. Ojo: será indispensable que estas comidas lleven un orden específico.

Primero. Siempre se empieza con verdura (cruda, cocida, en ensalada, guisada, asada... en la cantidad que quieras). Todas las verduras funcionan, aunque vamos a excluir la papa y el camote (que en realidad son cereales y tubérculos, y por ello los consideraremos carbohidratos).

Segundo. Consumir proteína y grasa. Proteína: todo lo que corrió, voló o nadó y algunos derivados: carne, pollo, pescado, huevo, queso, yogur griego. Grasa: piensa en aguacate, aceite de oliva y alternativas a las grasas saturadas, que son bastante nocivas.

Tercero. Al final, ingerir los alimentos que aporten carbohidratos: todos los cereales, arroz, pan, pasta, papas, tortillas, galletas, papitas, postres, frituras, frutas (todas), leche, leguminosas, etcétera.

Abajo te comparto una dieta para un día completo siguiendo el esquema que acabo de explicarte y lo contrapongo con algunos menús que seguramente aplicas hoy en día.

Desayuno

- Agua, café o té sin leche, ni crema ni azúcar. Si quieres agregar algún tipo de edulcorante no me negaré, pero tampoco los fomentaré.
- Verdura: nopales, champiñones, ensalada verde o cualquier forma de vegetal.
- Huevos al gusto (pueden ser revueltos con jamón, queso u otro alimento que aporte proteína), acompañados de aguacate y salsa.
- Al final vas a escoger entre agregar una ración de fruta, una de cereal o un café con leche. Cualquiera de las tres opciones estará aportando carbohidratos. (Recuerda: entre más alimentos que aportan carbohidratos consumas, más puedes batallar para perder peso.)

Ahora, ¿qué pasaría si, digamos, desayunas un sándwich, algo de fruta y un café con leche?

En el menú que te propongo anteriormente, tienes que elegir solo uno de los alimentos que aportan carbohidratos: fruta, cereal o leche y, como te expliqué, siempre lo mando al final de tus comidas.

En el ejemplo del sándwich estarías comiendo al menos cuatro alimentos que aportan carbohidratos: uno en la fruta, dos en los panes del sándwich y uno más en el café con leche de vaca. Y déjame adivinar: seguramente empiezas con el plato de fruta o ¿me equivoco?

Créeme, el orden de los factores SÍ altera el producto.

Comida

- Agua natural, de limón o jamaica sin azúcar. El agua mineral (incluso las opciones que vienen ligeramente saborizadas y sin azúcar) también es una gran opción.
- Verdura (en sopa, cruda, cocida, en ensalada o guisada).
- Guisado: preparaciones hechas con carne, pollo, pescado, salmón, atún, cerdo, queso, huevo, tofu... todos estos aplican como proteína.
- Al final vas a escoger un alimento que aporte carbohidratos. Puede ser sopa de pasta, arroz, pan, tortilla, frijoles, papa, camote, betabel, etcétera.

Ahora, contraponemos el ejemplo anterior con una de las opciones más comunes en una típica casa mexicana: ¿qué pasaría si comes primero una sopa de pasta, un guisado acompañado de arroz, un par de tortillas y agua de fruta con azúcar?

En el ejemplo ordenado nuevamente, estás comiendo solo un alimento que aporta carbohidratos. En el segundo, la sopa de pasta, las tortillas, el arroz y el agua de fruta (que probablemente tenga azúcar) aportarán al menos cuatro raciones de alimentos con carbohidratos (y si comiste dos tortillas y dos vasos de agua de fruta... pues ya te imaginarás).

Cena

- Agua natural o té.
- Verduras, por ejemplo, una ensalada.
- Proteína y grasa: atún, carne, pollo, pescado, jamón, queso u otra proteína. Si no desayunaste huevo, en la noche también se vale. Puedes agregar aguacate, que además aporta grasa.
- Al final agrega un carbohidrato, por ejemplo, una rebanada de pan de caja.

Y de nuevo, el contraste: ¿qué pasa si decides cenar un plato de cereal con leche o pan dulce con café o las clásicas quesadillas y un vaso de leche?

En la cena ordenada estarás comiendo un solo alimento que aporta carbohidratos, mientras que en el segundo ejemplo al menos tres o cuatro alimentos representan el consumo de carbohidratos.

Recapitulando

Tomando en cuenta este día hipotético: en los ejemplos ordenados llevarías solo tres alimentos que aportan carbohidratos, mientras que en los desordenados (que suelen ser los más comunes en el día a día de las personas) estarás comiendo al menos 10 de estos productos. Y eso que no consideramos las colaciones o *snacks*. Si no quieres picar entre comidas, está perfecto: quédate con las tres comidas, que en mi opinión es una excelente opción.

Si sientes que te vas a morir de hambre (sobre todo al principio y mientras tu cuerpo adquiere estos nuevos hábitos), come más verduras al inicio de tus comidas. También procura tener una hidratación adecuada (de 1.5 a 2 litros de agua natural todos los días, más tés, cafés o agua mineral).

¿Qué se vale picar entre comidas?

La realidad es que muchas veces abusamos de los *snacks* entre comidas, consumiendo alimentos industrializados como dulces, papas, pan, galletas, chocolates, entre otros.

Si quieres hacer dos colaciones (una a media mañana y una en la tarde) es muy importante que una de ellas sea solo de verduras (pepino, apio, jícama, zanahoria, ensalada u otra verdura) y la segunda de algo que aporte proteína y grasa.

Algunos ejemplos infalibles: media taza de yogur natural y almendras (10 a 15 piezas aproximadamente), jamón o queso (que aportan proteína) con 10 aceitunas, media barra de proteína o un licuado de proteína.

De esta manera estarías teniendo un día de alimentación muy balanceada, cuidando el consumo de carbohidratos y alimentos industrializados.

¿Y qué pasa si me como unas galletas, un pan, unas papitas o algún otro alimento industrializado? Si sumamos al ejemplo desordenado los *snacks* o colaciones que aportan carbohidratos a media mañana y media tarde, estarías comiendo alrededor de cinco raciones de carbohidratos más. Esto es lo que defino como "comer desordenado", lo cual eventualmente te llevará a un estado de enfermedad.

Pero, tranquilo, esto no significa que debas despedirte para siempre de los alimentos industrializados. Aquí te presento la manera consciente de comerlos. Siempre que los consumas hazlo como postre y en el orden correcto. Esto es, si quieres comer pan dulce, galletas, papas, palomitas, barritas, chocolates o cualquier otro postre, antes vas a tener que comer en el orden que te propongo (grábatelo, porque de esto dependerá en gran medida el éxito de este plan de alimentación): *en primer lugar verdura, en segundo proteína y grasa, y al final los productos industrializados* (claramente siempre cuidando cantidades y, por supuesto, no a diario).

Aquí algunos ejemplos de cómo podrías sumar esos antojos a tu día sin sufrirlo después.

Desayuno

1. Nopales, champiñones, ensalada.
2. Huevos al gusto.
3. Medio pan dulce o galletas y café sin leche.

Comida

1. Verdura o ensalada.
2. Guisado cocinado con proteínas y grasas buenas.
3. Al final un postre pequeño o una bolsa de papitas.

Cena

1. Verdura o ensalada.
2. Proteína de tu elección.
3. Al final, dos galletas.

Comer en el orden correcto hará que empieces a acercarte a tu mejor versión. Y no solo lo digo yo, hay una razón científica detrás de comer en este orden.

Todo lo que comemos va de la boca al intestino, en donde finalmente se absorbe. Al comer en el orden correcto, la verdura llega primero al intestino y le sirve para alimentar a la flora intestinal (bacterias buenas que viven ahí). Está comprobado que una alimentación rica en fibra (la cual aporta la verdura) hace que tengamos menos incidencia de cáncer de colon y ayuda al *eje intestino-cerebro*. Este se refiere a la comunicación que existe entre el intestino y nuestro cerebro. Trastornos como obesidad, depresión, ansiedad y otras enfermedades mentales, muestran una relación directa con el mal funcionamiento de este eje.

Al comer, enseguida de las verduras, proteínas y grasas, el cuerpo las aprovecha para la piel, pelo, uñas, músculos, hierro, sistema inmune, y para equilibrar las hormonas de hambre y saciedad (grelina y leptina, de las que hablaremos a detalle más adelante).

Y al final los carbohidratos. Cada vez que comemos carbohidratos nuestros niveles de azúcar en sangre suben. Al subir, el páncreas manda una hormona llamada insulina para "quitar" el azúcar de la sangre. El azúcar puede ser guardada en hígado, músculo o en forma de grasa. La realidad es que hígado y músculo pueden guardar poca energía, así que todo el exceso de energía se guarda en forma de grasa.

Si comemos en el orden correcto, la fibra de la verdura, la proteína y la grasa mantienen "entretenido" al intestino, absorbiendo proteína y grasa principalmente, pero no los carbohidratos. Esto ayudará a que nuestros niveles de azúcar e insulina estén más estables. El páncreas no va a necesitar liberar insulina para guardar el azúcar en forma de grasa y, comiendo de esta manera, empezarás tu camino hacia la pérdida de peso y a una vida mucho más sana: tendrás mayor energía, evitarás sentir sueño después de las comidas (el famosísimo "mal del puerco") y te mantendrás saludable en todo momento.

¿Qué pasa si se te antojan alimentos industrializados, como galletas, papas, pan dulce, gomitas o cualquiera que aporte carbohidratos? Como ya mencioné, los vas a comer al estilo de postre, al final de cualquier comida principal. Es decir: NO vas a comer galletas con café o pan dulce antes de desayunar. NO vas a comer pan, papitas ni postres a media mañana o media tarde. El 90% del tiempo vas a comer primero verdura, después proteína y grasa, y al final postres, frituras u otro alimento industrializado que desees.

La vida no se trata de restringirte alimentos que te hagan feliz. Ni de evitar antojos todo el tiempo. Se trata de comer correcta y balanceadamente. Solo así llegarás a tus metas.

Una de las cosas en las que haré mucho hincapié es que no comas todo el día, es decir, yo no soy partidario de hacer 5 o 6 comidas al día. Creo que lo óptimo deben ser de 3 a 4 (desayunar, comer y cenar, más una colación "grande" y una chica, si las necesitas).

Ahora, para llevar todo esto al siguiente nivel, vamos a combinarlo con movimiento y ejercicio. Porque estos son igual de importantes que una alimentación balanceada para lograr tu mejor versión.

Espero que hasta este momento te parezca un camino fácil y práctico.

Recuerda

☑ Siempre debes buscar ser equilibrado.

☑ Debes desengáncharte de pensamientos y conductas negativas para detenerlas antes de que afecten tu alimentación y salud.

☑ Aprende qué es comer balanceado y qué no.

5

Movimiento y ejercicio

Te tengo noticias, que pueden ser tan buenas o malas como quieras: tenemos que movernos y punto. El sedentarismo es muy malo para los seres humanos y hay muchas pruebas claras y contundentes sobre ello. Abajo te comparto tan solo algunos datos que bien valen una reflexión.

En México, de acuerdo con la Encuesta Nacional de Salud y Nutrición (ENSANUT) 2018-2019, han aumentado el sobrepeso, la obesidad y, con ello, las enfermedades crónicas. Hay una menor cantidad de adultos físicamente activos, incrementó la venta de productos industrializados y hay un menor consumo de frutas y verduras.

Según la ENSANUT, 8.2% de niños menores de 4 años, 35.6% de niños entre 5 y 11 años, 38.4% de adolescentes entre 12 y 19 años y 75.2% de la población adulta tienen sobrepeso u obesidad. Es decir, *7 de cada 10 adultos en México padecen sobrepeso u obesidad.*

Con estas cifras se evidencia la necesidad de realizar al menos media hora diaria de actividad física moderada, lo cual es suficiente para mejorar la salud, aumentar el bienestar psicológico y disminuir el riesgo de enfermedad. Entre las enfermedades que se ven disminuidas se encuentran la diabetes, la obesidad, las enfermedades cardiovasculares y diversos tipos de cáncer, como el colorrectal y el de mama. Un estilo de vida activo también da beneficios al sistema locomotor, pues fortalece la estructura de los huesos y el funcionamiento de músculos y articulaciones, lo que nos permite mantener una capacidad funcional mejor durante más tiempo. En pocas palabras, esto quiere decir que el ejercicio es (una) fuente de la eterna juventud.

Se puede definir al sedentarismo como la ausencia de actividad física practicada regularmente o, en cifras más claras, caminar menos de 5 mil pasos al día. Los periodos sedentarios implican gastar poca energía, por ejemplo, estar sentados a la hora de desplazarse (manejar a la oficina) y trabajar sentados o tener actividades de esparcimiento, como jugar videojuegos o ver televisión, sin realizar ningún movimiento.

Cada vez son más las investigaciones que afirman que hacer ejercicio constante previene y es parte del tratamiento de muchas enfermedades crónicas, como la diabetes, el sobrepeso y la obesidad.

La práctica regular de ejercicio físico nos da como resultado grandes mejoras sobre otras áreas de la salud, como la calidad del sueño y el manejo del estrés. Si la duración y la intensidad son mayores, se pueden obtener beneficios extra, como cambios en composición corporal (tener menos grasa y más músculo, huesos fuertes y mantener un estado de bienestar general).

En algunos tipos de cáncer, como el colorrectal y el de mama, la actividad física regular tiene un efecto similar al de un escudo, pues disminuye el riesgo.

También existe una clara relación entre el ejercicio, la actividad física y aspectos de la salud mental y el funcionamiento cerebral. El ejercicio puede reducir la depresión y su recaída; también reduce la ansiedad. Además, la actividad física se relaciona con la mejora de algunos aspectos mentales, como la memoria. Esto se debe a la liberación en el sistema nervioso de sustancias químicas con efecto en las hormonas, mejor conocidas como endorfinas. Estas crean en el organismo una sensación de felicidad y bienestar. ¿Y quién no quiere vivir feliz y pleno todos los días de su vida?

Finalmente, están los beneficios sobre el sistema locomotor: con el ejercicio y la actividad física se puede mejorar la salud de músculos y huesos, previniendo o mejorando los efectos de la artritis, la sarcopenia (pérdida de masa muscular con la edad), la osteoporosis y el dolor de espalda. Acá te van, a manera de lista, algunos de los aspectos comentados y otros más que estarías mejorando si decides activarte de una vez por todas:

- Reducción del riesgo de muerte prematura.
- Reducción del riesgo de enfermedad cardiaca o accidente cerebro vascular.
- Reducción del riesgo de padecer enfermedades cardiovasculares, diabetes tipo 2 y algunos tipos de cáncer.
- Ayuda a prevenir la hipertensión.
- Ayuda a prevenir osteoporosis y sarcopenia, con lo cual disminuye el riesgo de presentar fractura de cadera.
- Disminución del riesgo de dolor de espalda.
- Contribuye al bienestar psicológico, reduce estrés, ansiedad, depresión y sentimientos de soledad.
- Ayuda a controlar el peso y, con esto, el riesgo de sobrepeso y obesidad.
- Ayuda a desarrollar y mantener sanos los músculos, huesos y articulaciones.
- Ayuda a mantener la independencia de las personas, lo que conlleva una mejor calidad de vida.

Si esta lista no te convence, necesitas hacer un análisis largo sobre tus prioridades. Los beneficios de la actividad física van mucho más allá de solamente "verte bien".

Mi principal motivación es que logres tener la mejor versión de ti y que, además, dure la mayor cantidad de años posible. ¿Cómo te suena?

¿Y cómo evitamos el sedentarismo?

Antes de comenzar a explicarte mi modo de ver la actividad física, déjame compartirte las siguientes ideas.

Uno de los factores relacionados con ser constante en el ejercicio y la actividad física es la personalización. Encontrar un ejercicio que te guste y disfrutes es básico para que generes el hábito de manera más fácil. Es importante que, antes de iniciar o retomar el ejercicio, te asegures de que estás saludable y no presentas ninguna enfermedad que pueda agravarse con la actividad física. Una valoración realizada por tu médico o, mejor aún, por un médico del deporte, es la opción ideal para establecer los objetivos médicos y funcionales, junto con tus preferencias, y así diseñar el programa de ejercicio adecuado para ti.

Ahora, además de que te guste el ejercicio que vas a hacer, debes empezar de manera gradual. Así se evitan lesiones y problemas de salud. Un gran *tip* es elegir una actividad que puedas realizar a largo plazo y que no te aburra demasiado pronto, pues así garantizas al menos unos meses de compromiso (aunque sea por el factor de "novedad").

En (no tan) pocas palabras, lo que podemos concluir de esta información es que hacer actividad física y evitar el sedentarismo SÍ o SÍ nos ayudará a corto, pero sobre todo a largo plazo en nuestras vidas. Entre más activos nos mantengamos, nuestros cuerpos funcionarán mejor y disfrutaremos de todos los beneficios que esto conlleva. Una dieta sola no es suficiente si lo que queremos es

DESENGÁNCHATE DE LAS DIETAS

una vida más saludable. Como te dije al principio de este capítulo: tenemos que movernos.

Como leíste anteriormente, una definición clara y sencilla de lo que es una persona sedentaria es aquella que camina menos de 5 mil pasos al día. Así que, ¡venga! La idea es lograr por lo menos ese número de pasos y quitarnos la etiqueta de "sedentarios", ¿no crees? Por algo se empieza y creo que ese es un gran primer paso.

Otro trabajo de la Encuesta Nacional de Salud y Nutrición observó que las personas que caminaron entre 7 mil y 8 mil pasos diarios, comparadas con las personas que caminaron 4 mil pasos al día, tuvieron una mortalidad mucho menor por todas las causas analizadas. En este se concluyó, entonces, que caminar entre 7 mil y 8 mil pasos diarios era suficiente para llevar un estilo de vida activo y saludable. El estudio fue llevado a cabo con una muestra representativa de adultos de al menos 40 años.

En otro estudio desarrollado por investigadores de la Universidad de Newcastle, en Australia, en el que se comparó a personas de 55 a 59 años con personas de 75 a 79 años, encontraron que las personas de 75 a 79 años que caminaron entre 4 mil y 7 mil pasos diarios lograron mantener adecuadamente el índice de masa corporal, los niveles de colesterol en sangre y un riesgo mínimo de contraer síntomas de depresión o ansiedad.

Está claro que es necesario seguir investigando para conocer mejor la cantidad e intensidad de las caminatas necesarias para obtener beneficios. Pero debemos tener claro que la próxima vez que veamos en el *smartwatch* (o en el teléfono) el reto de 10 mil pasos diarios, no debemos desmotivarnos si no logramos ese objetivo. Definitivamente, cada paso cuenta, aunque no lleguemos a los 10 mil.

Diversas organizaciones de salud afirman que se tienen que hacer 150 minutos de ejercicio a la semana para gozar de buena salud y 300 minutos de ejercicio a la semana si se quiere perder peso. Explicado de manera simple: se trata de hacer de 30 a 60 minutos de ejercicio al día.

Lo que siempre les propongo a mis pacientes para que tengan movimiento diariamente es realizar tres caminatas separadas al día de 10 a 15 minutos, una en la mañana, otra a la mitad y la última al final del día. Con esta estrategia ya están cumpliendo su media hora de actividad (o más, si no se limitan a 10 minutos por caminata). Siempre les hago énfasis en que una de las tres se puede convertir en ejercicio. Es decir, pueden caminar o hacer otro tipo de ejercicio en la mañana y después completar caminando a la mitad y al final del día 10 a 15 minutos. Con estas estrategias están cumpliendo con su movimiento y, además, sumando ejercicio. No olvides que por cada hora o 2 horas de estar sentados, hay que pararnos y caminar de 2 a 3 minutos.

Esto es muy importante para romper con conductas sedentarias. Así que, si estás leyendo esto y estás sentado, tómalo como un recordatorio para dejar el libro unos minutos y caminar. ¿Ves? ¡No es tan difícil!

Estos son algunos otros ejemplos de cómo hacer esto posible durante tu jornada laboral de una manera sencilla (tan sencilla que ni siquiera lo sentirás):

- Ve al baño que te quede más lejos (si puede involucrar subir escaleras y cambiar de piso, mejor aún).
- Ve al cubículo de tu compañero de trabajo en lugar de hablarle por teléfono o mandarle un mensaje.
- Párate y camina 3 minutos cada hora y media por la oficina.
- Toma llamadas o juntas caminando (eso sí, siempre concéntrate en tu entorno para evitar accidentes por distracciones).
- Un súper *tip*: siempre que hagas pausas activas trata de ponerle un poco de intensidad. Haz 20 sentadillas después de ir al baño que te quede lejos y, antes de volverte a sentar, realiza otras 20 sentadillas en tu lugar. Si tus compañeros te ven raro, comenta que estás intentando dejar de ser sedentario e invítalos a sumarse al reto. ¡Acabemos con esta epidemia de una vez por todas!

A continuación, te dejo unas gráficas de cómo se ve un día inactivo; son imágenes reales obtenidas de mi monitor de actividad física Garmin. Actualmente existen muchas opciones en el mercado para registrar tu movimiento diario, incluso basta con tener un *smartphone*, algo que te aseguro la mayoría de las personas tiene casi adherido a ellas durante todo el día.

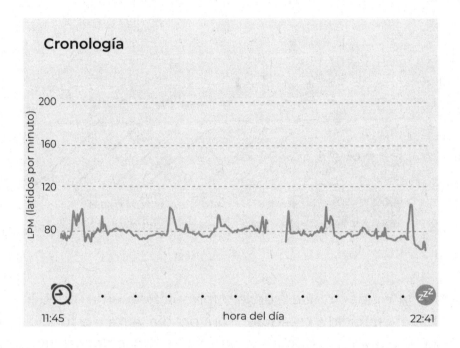

La gráfica de arriba fue tomada durante el domingo 5 de marzo de 2023. El día anterior tuve una boda y acabé la fiesta prácticamente de día —felicidades a mis queridos Luis Torres y Renata Márquez, si están leyendo esto—. Así que ya imaginarás que el domingo siguiente lo único que hice fue reponerme de semejante evento. No tuve actividad en el día y estuve muy sedentario.

Ahora, un ejemplo de cómo SÍ lo debemos hacer.

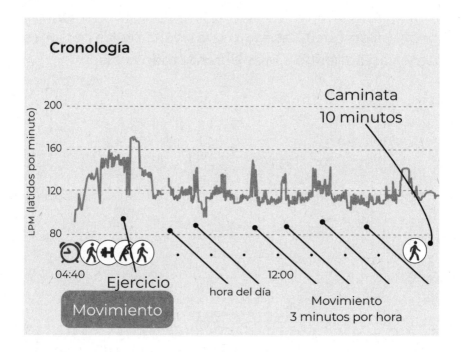

En la mañana hice ejercicio formal. Recuerda, puedes hacer ejercicio a cualquier hora del día. A mí me funciona mejor en las mañanas por mis horarios de trabajo y demás. A lo largo de la mañana, me mantengo activo 3 minutos por cada hora a hora y media de estar sentado. Aproximadamente a las cuatro de la tarde realicé una caminata formal de 10 minutos. Para ese momento del día, ya tenía entre 11 mil y 13 mil pasos. Este es el ejemplo práctico de cómo no ser una persona sedentaria y de verdad se puede volver tan habitual que muchas veces no lo sientes.

Algunos de ustedes me dirán: "Es difícil levantarme temprano y hacer ejercicio, es difícil pararme cada hora y media y caminar 3 minutos y es muy difícil sacar las 2 caminatas extra a lo largo del día, independientemente del ejercicio". Yo les contesto: "También es difícil vivir con 10 kilos de más y con alguna enfermedad crónica derivada del sobrepeso, así que hay que escoger nuestro difícil".

> **Hacer ejercicio, cumplir con las metas de actividad física y más, muchas veces no garantiza el éxito, pero te aseguro que si no ponemos atención a esto vamos directo al fracaso.**

Así que, la siguiente vez que creas que no tienes tiempo ni ganas, espero que recuerdes este ejemplo, te actives y cumplas con lo necesario para llegar a tu meta. Créeme, todo valdrá la pena.

Ahora, te cuento un poco más sobre las ventajas de separar la actividad física en secciones durante el día:

- Estarás siempre activo a lo largo de todo el día.
- No necesitas invertir mucho tiempo en ejercicio.
- Es lo necesario para tener un metabolismo y masa muscular saludables.

Ya viste el ejemplo de mi día, ahora te comparto un ejemplo práctico que puedes aplicar en el tuyo y, te prometo, no te pesará.

Divide las caminatas en tres. La de la mañana la puedes hacer entre la hora que te levantes y las 11:30 a. m. o 12 p. m. La de la mitad de día entre 12 y 4:30-5 p. m. Y la final realízala entre las 5 y las 8 p. m. Ese movimiento es lo mínimo que te voy a pedir: tres veces en el día. No hay excusas: si estás en la oficina, puedes bajar por café o caminar a hablar con un compañero; si estás en casa, puedes bajar y subir escaleras o simplemente dar vueltas por la sala. Si estás en un gimnasio aprovecha la caminadora, elíptica, bicicleta fija... y si no, usa tu jardín, patio, terraza, la calle, etcétera. ¿Ves? No hay excusa.

¿Y de aquí qué sigue?

Una de estas tres caminatas (las llamaremos *activaciones*) del día se puede convertir en ejercicio más intenso: ya sea cardio (caminar al aire libre, en caminadora o en otro aparato aproximadamente 20 a 30 minutos) o hacer ejercicio de fuerza (clases de yoga, TRX, pilates, barre, ligas o pesas).

De nuevo, te presento algunos ejemplos prácticos para distribuir tu día de la mejor manera:

Al que madruga... **Si haces ejercicio en la mañana:** camina 20 minutos, alternando con ejercicios de fuerza. Y no olvides sumar tus dos caminatas extra en el resto del día.

***Más vale tarde...* Si haces ejercicio en la noche:** distribuye tus caminatas en el transcurso del día y reserva el ejercicio más intenso para las horas finales. Puedes usar tu última caminata del día como calentamiento o cardio y cerrar con algo de fuerza.

Una observación muy importante, que no escuchamos lo suficiente: NO necesitas hacer ejercicio demasiado intenso.

Muchas veces creemos que la única manera en que veremos resultados es dejando el alma en el gimnasio o aventando el corazón y los pulmones en la corredora. Si haces cardio o ejercicio de fuerza, usa una escala de intensidad donde 1 es muy leve y 10 es demasiado intenso y extenuante. Siempre quédate entre el 6 y el 7. Con el tiempo y si cambia tu objetivo (por ejemplo, generar adaptaciones, como tener mayor condición física o incrementar masa muscular), puedes aumentar la intensidad. Pero en este momento, para perder grasa y llegar a tu mejor versión, esto no es necesario.

Si te activas de esta manera y además comes en el orden correcto, te aseguro que empezarás a verte y sentirte muy diferente. Y como le digo a mis pacientes: *esto lo vas a empezar a cumplir 90% del tiempo.*

Ahora que sabemos un poco más de alimentación y ejercicio, quiero que sepas que para mí la alimentación no es más importante

que el ejercicio, y tampoco creo que este gane en orden de importancia, sino que son un 50/50.

Recuerda: la salud se crea con lo que comemos, pero todos los beneficios se potencializan cuando se practica ejercicio regular.

Nuestra salud se verá beneficiada con una buena alimentación, no tendremos deficiencias (por ejemplo, la de hierro produce anemia) y, por ende, será más fácil mantener un buen peso. Pero si no le sumamos el ejercicio, a largo plazo podemos presentar algunas de las siguientes condiciones:

- Es posible presentar osteopenia u osteoporosis.
- Nuestros niveles de estrés van a subir.
- Nuestro porcentaje de grasa aumentará y el de músculo y hueso disminuirán, ya que con la edad esto es lo que suele pasar.
- Nuestro descanso se verá afectado.

Todo en la vida es un balance, recuérdalo. Y, en este plan, el ejercicio y una dieta sana van de la mano. Como ya te dije, nada está prohibido, pero quizá me equivoqué: lo ÚNICO prohibido será que no te muevas.

Para ayudarte visualmente, te enseño estas ilustraciones que creo son bastante famosas. Si buscas en internet imágenes de músculos en personas sedentarias y activas, encontrarás varias parecidas.

Se trata de tres cortes, resultado de una resonancia magnética, que ejemplifican el muslo o cuádriceps de una persona visto transversalmente.

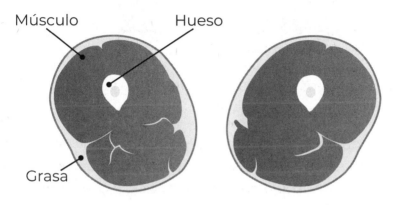

Cuádriceps de triatleta de 40 años

La primera es el cuádriceps de una persona de 40 años que hace triatlones. Se trata de una persona que hace ejercicio de fuerza y cardio de manera constante (pensando en que lleva un programa adecuado de entrenamiento). Se puede ver el hueso (punto blanco en medio) y lo de alrededor es el músculo. Sin necesidad de tener experiencia como radiólogos, podemos ver que el músculo tiene buena calidad o buena pinta. Alrededor del músculo hay una pequeña capa de grasa, lo cual es completamente normal.

DESENGÁNCHATE DE LAS DIETAS

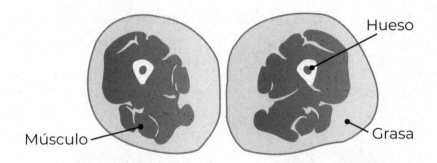

Cuádriceps de persona sedentaria de 74 años

La segunda imagen muestra el cuádriceps de una persona de 74 años que es sedentaria. Podemos ver que el hueso y el músculo se ven afectados, y que la grasa ha ganado terreno. Es probable que esta persona batalle más para hacer actividades de forma independiente, como caminar, y tiene más riesgo de caídas y otras complicaciones de salud.

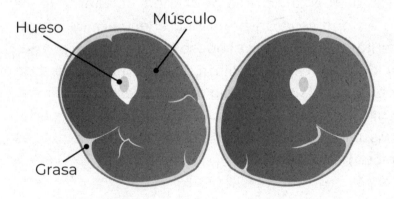

Cuádriceps de persona activa de 74 años

Por último, vemos el cuádriceps de una persona de 74 años que continúa activa. La realidad es que, aunque hay una diferencia de 30 años, se ve prácticamente igual a la del primer individuo. Esta persona probablemente goza de buena salud y se mantiene independiente y activa. Puede subir escaleras y desempeñar su vida normal, a pesar de que su edad es algo avanzada.

Aquí es donde destaco la importancia de una alimentación donde se cubran los requerimientos de proteína y de un régimen donde se incluya ejercicio de fuerza, cardio y actividad física constante.

No quiero que mis piernas se vean como las de la persona de en medio. Me imagino que tú tampoco. Eso se puede prevenir desde hoy con las recomendaciones que hemos revisado antes.

Espero que recuerdes estas imágenes, que impactan mucho, cuando tengas flojera de cumplir con tus metas de ejercicio y actividad física. Recuerda que trabajar en nuestra salud es la mejor inversión para la vejez. Nadie quiere llegar a ser un adulto mayor que no pueda valerse por sí mismo y si hay alguna posibilidad de evitarlo, ¿por qué no lo haríamos desde que somos jóvenes y capaces? Créeme, tu "yo del futuro" te lo va a agradecer siempre.

Por último, pensé en esta explicación en relación con el movimiento y el gasto de energía. Aunque, hablando en términos de metabolismo, esto puede ser un poco (o mucho) más complejo, y como este no es un libro de bioquímica, la idea es que lo entiendas para que puedas aplicar su contenido con conciencia y determinación.

Todas las conductas saludables (comer en el orden correcto, limitar los alimentos procesados, supervisar la ingesta de carbohidratos a lo largo del día, hidratarnos con líquidos sin azúcar y sin calorías, vigilar el desorden de alimentación que tenemos el fin de semana, limitar y moderar nuestro consumo de alcohol y estar atentos a nuestro descanso y estrés, por puntualizar algunas de ellas) hacen que la grasa que tenemos almacenada (esas lonjitas que no nos gustan y hacen que los jeans nos queden apretados) esté más disponible para ser usada como energía.

> **Gastar la grasa acumulada como energía dará como resultado perder peso, estar saludables y mejorar nuestra salud. ¿Un beneficio extra? La ropa te quedará mejor.**

El factor que hará toda la diferencia del mundo es justamente: *exponernos a gastar energía*. La definición de exponernos a gastar energía es activarnos cada hora, hora y media o máximo dos, como lo vimos antes. Con esta activación estamos gastando energía continuamente a lo largo del día. Y eso es lo que tenemos que hacer para comenzar a utilizar la grasa como combustible.

En otras palabras: piensa que la grasa almacenada es una inversión y que ahí puedes ir guardando mucho dinero. Pero ese dinero no está disponible para usarse.

Solamente está guardado. Todas las conductas mencionadas harán que el dinero de la inversión quede disponible en nuestra cartera. Ahora, solamente hay que exponernos a *gastar*. ¿Y cómo lo gastamos? Moviéndonos de acuerdo con los intervalos que he señalado y haciendo actividades con un poco de intensidad (por ejemplo, subir escaleras).

Si comemos adecuadamente, pero somos sedentarios la mayor parte del tiempo, el dinero está listo para usarse, pero como no lo gastamos lo mantenemos con nosotros y, al no gastar, podríamos no ver los resultados buscados. Esto pasa con los pacientes que cumplen perfectamente con la dieta, pero no procuran un gasto energético diario.

> **Y es que, aunque hagamos algo de ejercicio, si pasamos de 8 a 12 horas sentados, la realidad es que el gasto de energía durante el ejercicio no es significativo considerando todas las horas que pasamos sin movernos.**

Por último, recuerda que la energía que no usamos se guarda en hígado y músculo, pero si comes muy desequilibrado y abundantes alimentos que aportan carbohidratos, toda la que no puedan almacenar aquellos, dada su poca capacidad, se queda en tu cuerpo en forma de grasa. Esto lo podemos comparar con una tarjeta de débito: al comer de manera desequilibrada y cantidades considerables de carbohidratos, estamos depositando dinero a una tarjeta de débito. Cuando nuestra "tarjeta de débito" está llena, no es necesario usar el dinero de nuestra inversión (usar grasa como energía). El cuerpo primero necesita gastar la tarjeta de débito (la energía de hígado y músculo) y solo hasta que ya no haya dinero ahí, usará el que tenía disponible antes de la inversión. Si sigues gastando y el dinero se acaba, podrás tomar algo de tu inversión, es decir, del almacén de grasa que hace que los jeans no nos queden.

Va un ejemplo fácil. Si comes pizza, te aconsejo que comas primero verdura, después la pizza y al final gastes energía caminando de 15 a 20 minutos, y claro, que sigas activándote por cada hora que pases sentado. En este caso, al principio le estarías depositando a la tarjeta de débito, y luego, con la caminata y la activación sugerida por hora, estarías gastando de esa tarjeta (es decir, gastando energía de hígado y músculo). Si cenas adecuadamente, ya no le depositarías más dinero, y si al día siguiente mantienes una alimentación ordenada y hay gasto, tu cuerpo empezará a gastar el dinero de la inversión y empezará a usar la grasa como energía nuevamente.

Aunque en términos económicos dilapidar el dinero de una inversión sería una terrible idea, en este caso no lo es, es solo una analogía que ayuda a ejemplificar de manera clara cómo es el gasto de energía y a partir de qué momento comenzamos a usar la grasa como combustible. ¿Lo ves? Sí podemos darnos nuestros gustos de manera ordenada, cuidando la ingesta de carbohidratos y manteniendo el ejercicio y el movimiento como elementos cruciales.

Si te vas de vacaciones y comes muy desequilibrado, depositarás mucho dinero (energía) a la tarjeta de débito (hígado y músculo) y aún tendrás de más. Al regreso de las vacaciones hay que dejarle de depositar y mantener el gasto para vaciar esa tarjeta (hígado y músculo) y empezar a usar el dinero de la inversión (la energía que terminó en nuestras reservas de grasa).

Te aseguro que, si te apegas a una alimentación como la descrita anteriormente, te ayudas con ejercicio y gasto extra a lo largo del día, empezarás a ver mejores resultados. Recuerda: si un día no lo haces, no es algo grave. Lo tratarás de hacer 80 o 90% de las veces.

Con este último ejemplo también quiero recalcar y hacerte reflexionar sobre algo: si has ganado peso, ya sea en un corto plazo o a lo largo del tiempo por haber descuidado tus hábitos de alimentación y ejercicio, o por otra razón (genética o por exponerte a un ambiente que no ayuda a mantenerte saludable), tu cuerpo se ha hecho eficiente en la práctica de guardar energía y eso es lo que no queremos.

Mi propuesta es simplemente hacer más eficiente el gasto de energía. Volverla habitual para que esa sea la principal fuente de combustible de tu cuerpo.

Cada vez que hacemos ejercicio de baja intensidad o una actividad de movimiento continuo, como caminar o trotar a una frecuencia cardiaca baja o a una intensidad en la que podamos platicar sin que nos falte el aire, nuestro cuerpo usa grasa como energía. Y cuando corremos un *sprint* de un minuto porque, digamos, somos perseguidos por un perro (espero que eso no te pase, pero es buen ejemplo porque seguramente saldrías corriendo muy rápido), nuestro cuerpo gasta carbohidratos. La idea es hacerlo de manera eficiente para gastar ambos durante el día y que eso se multiplique a lo largo de semanas y meses.

Otro ejemplo: haz ejercicio de cardio y fuerza por las mañanas, unos días tranquilo y otros días con mayor intensidad. Esto te ayudará a tener una masa muscular saludable y a hacer eficientes ambas vías (el gasto de grasa y carbohidratos). Ahora, si a lo largo del día vuelves a caminar 10 minutos a la mitad y 10 más al final, estarás ayudando a tu cuerpo a gastar grasa. Y si durante cada hora y media en promedio te mantienes activo (por ejemplo, subiendo escaleras rápido o haciendo en tu lugar una simulación de saltar la cuerda, trote o sentadillas, por 2 o 3 minutos) estarás ayudando a que tu cuerpo gaste carbohidratos.

La explicación "financiera" que intenté dar anteriormente es extremadamente simplificada y está pensada para que puedas entenderla de la manera más clara posible. En cuestión al gasto de energía, están involucradas las mitocondrias en nuestros músculos. Como siempre, tu cuerpo responde a los estímulos que le ofreces. Dale una vida sedentaria y tus mitocondrias se vuelven flojas o menos eficientes. Dale movimiento y tu cuerpo dispara un extraordinario proceso: biogénesis mitocondrial.

Desarrollar nuevas mitocondrias te permite generar más energía (mejorando el rendimiento) y reemplazar las mitocondrias dañadas, previniendo las enfermedades asociadas, lo que eventualmente te ayudará a envejecer más lentamente.

El ejercicio aeróbico tradicional aumenta las mitocondrias, pero este efecto se magnifica si añadimos trabajo de fuerza. Los intervalos de alta intensidad (HIIT, siglas de *High Intensity Interval Training*) son también muy efectivos para generar nuevas mitocondrias y optimizar su funcionamiento.

Una recomendación más para maximizar la biogénesis mitocondrial: haz tu ejercicio en ayunas. Como hay poca energía disponible en los músculos (dinero en la tarjeta de débito), el cuerpo se ve obligado a quemar más grasa, triplicando la biogénesis mitocondrial respecto a hacer ejercicio habiendo comido algo previamente.

Así que si te identificas con la frase: "Estoy respetando muy bien mi plan de alimentación y no estoy viendo los resultados que quiero", vale la pena hacer una revisión de tu gasto de energía a lo largo del día. Espero que con esta explicación haya quedado claro pero, sobre todo, *espero que gastes*, no tu dinero, sino tus reservas de grasa.

Recuerda

☑ Lo peor es *ser sedentario* (no termines un día sin haber caminado al menos 5 mil pasos).

☑ Si como parte de tu estilo de vida realizas ejercicio cardiovascular y fuerza, puedes variar intensidades, según tu capacidad y programa individual.

☑ Incluye una a dos pausas activas en tu día (es decir, de una a dos caminatas estructuradas en el día con duración de 10 a 15 minutos, aproximadamente).

☑ Muévete cada hora u hora y media promedio (trota en tu lugar, haz *jumping jacks* o sube escaleras. Ojo: no bajes escaleras. Si puedes, usa el elevador, ya que esta actividad puede ser perjudicial para tus rodillas).

☑ Cuando hagas ejercicio con más intensidad hazlo de manera gradual.

☑ Siempre sé constante, no tienes que ser perfecto, ¡y disfruta el proceso!

6

Motivación para el cambio

¿**S**e necesita motivación para generar el cambio? Creo que estar incómodo con nosotros mismos es algo que nos puede ayudar a dar el primer paso. Algo de *momentum* o inercia para empezar con el cambio que queremos. El ejemplo perfecto es: si te enoja tener un peso alto y que no te quede tu ropa o te molesta cómo te ves y que tu movilidad se vea afectada, *usa ese enojo como empuje* para apegarte mejor a las conductas con las que podrías batallar. "Se les acabó esa persona que no le queda la ropa y que no le gusta cómo se ve". A partir de ese punto, ya no necesitamos la motivación, ahora quiero que encuentres la constancia y disciplina a lo largo de una cantidad de tiempo razonable.

No te plantees una meta a 3 o 6 meses. Mejor plantea mucha constancia a lo largo de semanas y meses. Esta traerá los resultados que buscas (y eso sí te lo puedo prometer).

Eso fue lo que me pasó a mí en primera instancia. Como te conté al principio de estas páginas, cuando decidí cambiar fue desde el enojo y no desde la motivación. Actualmente, sigo recurriendo al enojo para ser constante. Me considero una persona disciplinada. En promedio me levanto diariamente a las 5 de la mañana, pero muchas veces me levanto 4:40 o 4:45 a. m. para empezar mi día de manera más tranquila y con menos *rush*. Para mí es un sentimiento agradable, ya que el mundo duerme, está tranquilo y en pausa. El WhatsApp, el *mail* y las redes sociales están dormidas, así que tengo 15 o 20 minutos para trabajar con calma antes de irme a las cinco en punto al gimnasio.

Cuando no logro levantarme antes de las 5 a. m., recurro al enojo y me digo a mí mismo: "No seas mentalmente débil, no te quedes mal a ti", y uso esa fuerza e impulso que da el enojo para levantarme. Y listo, corte a... me encuentro en el gimnasio feliz y satisfecho de haberme regalado ese tiempo para mí y mi salud.

Es probable que en promedio te lleve 66 días (más o menos 2 meses) lograr un cambio concreto en tus hábitos, pero hay personas que podrían tardarse más. Y eso está bien. Si todos los seres humanos somos diferentes, ¿por qué esperar el mismo resultado? Esto lo leí en el libro *El club de las 5 de la mañana*. Un nuevo hábito no surge de la noche a la mañana. Se trata, justamente, de la repetición continua de conductas hasta que se vuelvan parte de una rutina. Inténtalo primero con cosas pequeñas: bebe un vaso de agua en cuanto te levantes por la mañana, camina 15 minutos, vete a dormir a la misma hora todos los días. Verás que si lo practicas, poco a poco, estos pequeños cambios se irán haciendo parte de tu vida y cuando menos lo esperes: ¡listo, habrás creado un hábito!

> **Si combinamos la idea que te platiqué anteriormente, crear hábitos por medio de sistemas, nos ayudamos ambientalmente con algo de enojo y le sumamos un poco de constancia y disciplina... creo que podríamos encontrar una buena fórmula para obtener resultados.**

Ahora bien, la pregunta de muchos: "¿Cuántos kilos voy a perder en una semana o en un mes? ¿Cuánto tiempo me tardaré en llegar a mi meta?". Sin que me lo tomes a mal, mi respuesta favorita es: "El tiempo que sea necesario para ti". Contesto así porque todos somos diferentes y tenemos contextos distintos también. Tenemos diferentes edades, gustos, preferencias, estrés, traumas y antecedentes que pueden hacer que sea más rápido o lento.

Te pongo un ejemplo. Cuando alguien me dice: "Antes perdía peso más rápido", le explico que quizá antes no era padre o madre, o no tenía un trabajo de 9 a. m. a 5 p. m. y que hoy su realidad ha cambiado. Si es padre de dos hijos, tiene más estrés, duerme una hora menos (en promedio, si acaso los hijos son bebés, estamos hablando de una falta de descanso brutal), hace menos ejercicio y camina menos pasos en el día. Todo eso, sin duda, afecta la velocidad de pérdida de peso, por eso la importancia de ocuparnos en lo que sí podemos controlar.

A continuación, expongo otro punto de vista relacionado con la velocidad de pérdida de peso.

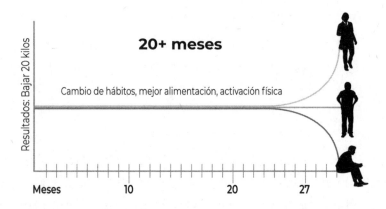

La imagen que ves arriba está inspirada en el libro *The Compound Effect* de Darren Hardy. El eje vertical representa los resultados, que en este caso sería bajar 20 kilos. Lo que nos llevará ahí será el cambio de hábitos que ya hemos abordado. El eje horizontal es el tiempo que nos tomará lograrlo. Me encanta plantearlo, por ejemplo, a 27 meses (no 8 semanas, ni 3 ni 6 meses), porque si nos tardamos 5 años en llegar a un estado físico que no nos gusta, ¿por qué queremos remediarlo en tan solo 8 semanas? Si eres de los que ha hecho miles de dietas y programas de ejercicio, sabes que te costará más tiempo.

Claro que llegarás al resultado que buscas, poniendo atención en tus elecciones, conductas, hábitos y estilo de vida, siendo constante y disciplinado. No perfecto.

Me he dado cuenta a lo largo de más de una década de ejercer como médico que las dietas no funcionan a largo plazo, lo que funciona es cambiar *el estilo de vida*.

Recuerda

☑ La motivación es pasajera y no es duradera.

☑ Es mejor idea usar el enojo como empuje y de ahí empezar a darle constancia a una conducta.

☑ Te tardarás 66 días (2 meses) en promedio para crear un nuevo hábito.

☑ No te preocupes, te tomará el tiempo que sea necesario para ti llegar a tu resultado deseado.

7
Kilos emocionales

Sin duda alguna, nuestras emociones juegan un papel fundamental en cómo nos comportamos a lo largo del día, pero más aún a la hora que las mezclamos con la comida.

Cuántas veces no he escuchado de mis pacientes: "Mi problema está en la media tarde, porque trabajando me da ansiedad y entonces busco comer alimentos dulces, como galletas o chocolates, o salados, como papitas". Lo que normalmente les hago ver es que cuando comen por ansiedad en lugar de tener un problema van a tener dos. El primero: siguen teniendo el mismo tema sin resolver y el segundo es que ya comieron de más y van a batallar aún más para lograr el resultado que buscan.

Comemos para satisfacer necesidades biológicas, pero también por "atender" emociones, ya sean positivas (alegría, euforia, placer) o negativas (depresión, enojo, tristeza, soledad, preocupación) con el fin de cambiarlas. La consecuencia de comer emocionalmente nos dará resultados negativos: aumento de peso, culpabilidad y otros problemas metabólicos.

Ahora bien, para ganar esta batalla tengo un par de puntos importantes que creo que muchas veces pasamos de largo a la hora de comer:

Primero. Aliméntate por gusto y por antojo. No hay nada de malo en hacer eso. Si quieres comer alimentos dulces (galletas o pan dulce), jamás te lo voy a prohibir. Lo que sí haré será explicarte cómo hacerlo en el orden correcto, cuidando cantidades y disfrutando, aunque siempre tendrás que moverte después de comer esos antojos.

Segundo. Te plantearé estrategias para que no te impacte de más el consumo de carbohidratos extra y te ayudaré a equilibrar el resto del día. Todo, por supuesto, olvidándote de la culpa.

Te propongo un ejercicio que puede ser beneficioso, no solo para estar consciente de lo que comes, sino para estar en sintonía con tus emociones en general. Cuando sientas que te encuentras en alguna de estas situaciones, intenta una de las alternativas que te planteo y no vayas directo a la comida. Acá van:

- ¿Estás enojado? Grita, escríbelo, platícalo y trata de resolver el enojo.
- ¿Estás triste? Llora, saca la frustración, camina, escucha música.
- ¿Estás feliz? Baila, habla por teléfono, sal con amigos.
- ¿Estás aburrido? Sal a caminar, lee un libro, ponte a trabajar.

- ¿Tienes mucho trabajo? Eres un afortunado, concéntrate en sacarlo todo de la mejor manera.

Para todos estos momentos *desenganchar* es la palabra más importante. Hacer una pausa y dar un paso atrás, evaluar la situación diferente, respirar profundo y seguir adelante va a ser una estrategia clave para evitar caer en la alimentación emocional.

Hagamos el ejercicio, por ejemplo, la siguiente vez que quieras comer por ansiedad relacionada a que tienes mucho trabajo:

- Pausa.
- Da un paso atrás.
- Apunta todo lo que tienes que hacer.
- Respira profundo y tranquilízate.
- Trabaja (sin comer).
- Espera tu siguiente comida y hazla ordenada.

Si estás triste y quieres comer:

- Pausa.
- Da un paso atrás y abre tu ángulo, busca otras posibles soluciones en lugar de comer.
- Respira profundo y tranquilízate.
- Voltea a la izquierda y después a la derecha para desenganchar la emoción.
- Sigue adelante sin comer.

Estas son estrategias sencillas que les planteo a mis pacientes para desenganchar las emociones o el estrés antes de descargarlo en la comida.

A muchas personas, la idea de estar a dieta, de estar restringidos, en automático les genera un estado de nervios, ansiedad y estrés, por eso es importante recordar el concepto de que la dieta no es solo lo que comemos. Una dieta también es con quien convivimos, lo que leemos, lo que vemos... nos alimentamos de todo lo que sucede a nuestro alrededor. Y la idea es tener mejor calidad en todo. Y dicho sea de paso... también olvídate de la idea del autosabotaje. ¿Vas bien en cuanto a tu alimentación y ejercicio y te premias con comida? ¿Pierdes peso, te confías y ya puedes comer lo que quieras a la hora que quieras? Siento decirte que esto se acabó, porque vamos a mantener un orden en la alimentación, el ejercicio y las emociones. Te prometo que esto será beneficioso para todos los aspectos de tu vida.

Siempre que te pierdas en el camino (porque, créeme, va a pasar y nos pasa a todos) vas a recordar que estás a una comida de hacerlo bien y a tan solo un momento de decidir hacer una caminata de 10 minutos y activarte de nuevo.

Todo esto lo harás con equilibrio, pues en la nutrición no todo es negro o blanco, hay muchos grises. El objetivo se logra volviéndolo un hábito, es decir, practicándolo tanto que lo normal sea reaccionar de este modo y no del anterior. Vamos a llegar al mejor balance posible, sin compararnos ni hablarnos de manera negativa.

Recientemente escuché una frase que me encantó y a la que le encuentro todo el sentido del mundo. Te va a gustar: "Si sentimos ansiedad en nuestra mente, lo resolvemos poniendo en acción al cuerpo".

Le compartí esta frase a una paciente que ha logrado bajar más de 25 kilos y mantener su peso a lo largo de 10 años. Me comentó que muy al principio de su tratamiento, cuando tenía ansiedad por comer, se iba caminando a una tienda de ropa, la veía y después hacía la siguiente afirmación: "Voy a evitar comer de más porque toda esta ropa me la voy a poder poner en un futuro". Al irse caminando, bajaba la ansiedad de la mente y ponía en acción el cuerpo. Al visualizar la ropa que le gustaría ponerse en un futuro, tenía una meta clara y alcanzable que le generaba una sensación positiva y ganas de seguir adelante.

Esta es otra conducta que creo que tenemos que volver habitual: en lugar de comer por ansiedad, debemos hacer el hábito de poner al cuerpo en movimiento cuando tengamos este tipo de sentimientos. Será una situación de ganar-ganar.

Haz la prueba. La siguiente vez que sientas ansiedad recuerda: tu ansiedad está en tu mente y pensamientos, pon en acción tu cuerpo.

Si la ansiedad de la mente (preocupación, tensión, frustración, miedo) la cambiamos por acción del cuerpo, podríamos, por ejemplo:

- Caminar 10 minutos (en la calle, el centro comercial o la caminadora).
- Hacer la caminata hablando por teléfono o escuchando música.
- Adelantar algunos pendientes del trabajo o casa.
- Arreglar la casa, lavar, poner en su lugar o aspirar.
- Subir escaleras.
- Hacer ejercicio.

Creo que con esto te das una muy buena idea de a lo que me refiero. Muchas veces nos refugiamos en la comida porque es lo que está más a la mano, pero si desenganchamos y damos un paso atrás, nos podemos dar cuenta de que hay muchas alternativas a la comida para lograr calmarnos. Y muchas veces son más efectivas que comernos un chocolate o unas papas fritas.

Hay dos puntos más que quiero tocar en cuanto a lo emocional:

1. **Evita compararte.** Evítalo siempre: con familiares, amigos y hasta con tu pareja. Tu proceso de pérdida de peso es individual. Recuerda: te va a llevar algo de tiempo, esfuerzo y compromiso. No te compares con personas que perdieron más peso, mejor enfócate en hacerlo diferente y controlar lo que sí puedes:

- Respeta tu alimentación, ejercicio, actividad física y descanso.
- Cuida tus horas de sueño y estrés.
- No tomes medicamentos o antinflamatorios previo a pesarte.
- No te desveles o alteres las condiciones previo a pesarte (por ejemplo, pesarte en la mañana en ayuno contra pesarte a otra hora del día).

Recuerda que el resultado que nos da la báscula sin duda es importante, pero la meta no es bajar los números reflejados ahí. Hay que unir todas las conductas para siempre tener el mejor resultado y la bajada de peso llegará sola.

2. **No quiero que vivas este proceso aterrado emocionalmente.** Si cada que te enfrentas a la báscula tienes miedo, ansiedad, enojo o frustración relacionada con subirte y descubrir el resultado, algo estamos haciendo mal.

Piensa en una cebra y un león. Si el león la persigue durante 3 minutos para comérsela, por esos minutos esta se llena de ansiedad, miedo y estrés. Supongamos que el león la dejó de perseguir y se salva. Ya que no es perseguida, la cebra está tranquila y deja de sentir ese miedo y emociones negativas.

Te platico esto porque, sin darte cuenta, puedes adoptar una posición de "cebra permanente". Es decir, mantener el miedo, la ansiedad y la frustración no solo durante 3 minutos de "la persecución", sino durante todo el día o la semana. Y lo que pasa es que el miedo paraliza y eso detendrá tu pérdida de peso, en consecuencia te será más difícil encontrar y mantener resultados.

No seas la cebra. No caigas en miedo, ansiedad ni tensión. Desengancha todos estos sentimientos cuantas veces sea necesario para que puedas avanzar.

Recuerda

- ☑ Mantén un mejor manejo emocional y desengancha las emociones negativas o que te llevan a enfermar.

- ☑ Pon en práctica la frase: "Ansiedad de la mente-acción del cuerpo".

- ☑ Evita comparaciones (solo nos desgastan).

- ☑ Evita vivir con emociones negativas, como el miedo. Ten al león en mente de manera diaria.

8

Hormonas: jugadoras clave

Te voy a platicar sobre varias hormonas que tienen un papel fundamental en nuestra salud. Seguramente has oído de ellas antes, pero quiero que sepas muy puntualmente lo que generan en ti. El conocimiento es poder y, para llegar a tu mejor versión, debes conocer tu cuerpo mejor que nadie.

Insulina

La insulina es una hormona que se produce en el páncreas. Permite que tu cuerpo utilice la glucosa para obtener energía. La glucosa es un tipo de azúcar que se encuentra en muchos carbohidratos (arroz, pan, pasta, papas, tortillas, cereales y postres, por nombrar algunos).

De manera muy simple y lo que más me interesa en este momento: después de que comemos, el alimento va del estómago al intestino y ahí se absorbe. Si comemos carbohidratos, estos se absorben como azúcar o glucosa y llegan a la sangre. Si suben los niveles de azúcar en sangre (y van a subir por haber consumido carbohidratos), el páncreas se encarga de mandar insulina a la sangre para quitar esta acumulación de azúcar. Esta es llevada principalmente a hígado, músculo o se guarda en forma de grasa.

Hígado y músculo son los principales lugares dónde se puede guardar, pero estos "almacenes" (por llamarlos de alguna forma) son limitados y tienen poca capacidad de guardar energía. El azúcar guardado en hígado y músculo se llama glucógeno (solo como dato, por si has escuchado este término) y cuando se llenan, lo único que le queda al cuerpo es guardar el resto en forma de grasa.

Aquí va un ejemplo de menú en donde hay una alta cantidad de alimentos que aportan carbohidratos. Ojo: si tu día se ve así, llegaste al libro correcto, ¡tenemos que cambiarlo ya!:

- Desayuno: sándwich + fruta y café con azúcar.
- Media mañana: fruta o galletas.
- Comida: guisado + arroz, tortillas, pan y postres.
- Media tarde: papas.
- Cena: dos quesadillas + vaso de jugo o leche.

Es muy probable que el hígado y músculo de alguien que come más o menos así estén saturados de azúcar y que, por tanto, su cuerpo tenga exceso de grasa. Frente a esto, la pregunta del millón es: ¿qué hacer para que el cuerpo no guarde el azúcar en forma de grasa?

Primero, hay que comer menos alimentos que nos aporten carbohidratos, hacer ejercicio y tener actividad física constante. El ejercicio ayudará a que nuestro cuerpo gaste energía. El combustible que le dará energía al cuerpo es sacado del hígado y del músculo (recuerda que este almacén de energía está lleno, tomando en cuenta el ejemplo anterior con una alimentación abundante en carbohidratos). Una vez que hígado y músculo están más vacíos y ya no haya tanto glucógeno almacenado, tu cuerpo puede pasar a usar energía a través de las reservas de grasa. Recuerda el ejemplo del dinero en la inversión y en la tarjeta de débito que mencionamos anteriormente: la inversión son los depósitos de grasa y la tarjeta de débito es hígado y músculo.

¿Cómo tener más vacías las reservas de energía en hígado y músculo?

En resumidas cuentas, comiendo menos alimentos que aporten carbohidratos, haciendo ejercicio constante y cumpliendo con tus metas de actividad física durante el día (para mí, son 8 mil pasos diarios o más).

Si comes desequilibrado (alimentación abundante en carbohidratos) y eres sedentario pasan dos cosas:

1. Ganas peso como consecuencia de la acumulación de la grasa, ya que tu hígado y músculo están saturados de glucógeno y ya no hay más lugar para guardar los carbohidratos convertidos en azúcar que estás consumiendo.
2. Al tener una alimentación tan alta en carbohidratos, empiezas a sufrir alteraciones en la insulina,

lo que termina por causar la terrible (y, por desgracia, muy común) resistencia a la insulina.

Resistencia a la insulina

Con lo aprendido anteriormente, imagina que el páncreas está trabajando el doble o triple, tratando de quitar el exceso de azúcar que consumes para poder mantener en rango tus niveles de azúcar en sangre. Es aquí donde se crea la resistencia a la insulina: el páncreas no alcanza a producir suficiente insulina en comparación con la cantidad de alimentos que le aportan carbohidratos. Pero calma, hay maneras de ayudar al páncreas y es más fácil de lo que crees:

1. **Comiendo menos alimentos que nos aporten carbohidratos en general.** Si la insulina responde principalmente ante un aumento de azúcar en la sangre causada por la ingesta de estos alimentos, hay que ayudarnos cuidando lo que comemos. Y la manera más fácil de hacer eso es siempre empezar comiendo verduras: crudas, cocidas, en ensalada, en poca o mucha cantidad, como quieras. Las verduras tienen fibra y además de ayudar a tener una flora intestinal saludable, reducen la velocidad a la cual el azúcar es absorbida, te darán una sensación de saciedad y estarás cumpliendo con la demanda de fibra recomendada. Cubrir estos requerimientos está asociado con

una menor incidencia de ciertos tipos de cáncer (por ejemplo, el de colon) y se relaciona con tener el eje intestino-cerebro trabajando de manera óptima. Con el eje intestino-cerebro (que ya comenté en un capítulo anterior) me refiero a que estos dos órganos están conectados y al comer la cantidad de fibra adecuada estamos ayudando a que siempre haya más bacterias "buenas" en nuestro intestino que nos ayuden a tener una mejor salud. Más adelante hablaremos a fondo de la flora intestinal y por qué sí o sí hay que cuidarla.

Otra razón importante es porque la mayoría de las personas comen carbohidratos de más para quedar satisfechos, es decir, en lugar de servirse doble ración de verdura, acaban comiendo doble pasta, tortillas u otros alimentos. Hay que preferir darnos volumen con verduras, antes que con carbohidratos para evitar el aumento en los niveles de azúcar en sangre y que el páncreas se vea obligado a liberar más insulina.

Seguramente has escuchado que tomar vinagre de manzana es bueno para nuestra salud. Comúnmente los pacientes lo toman en la mañana, en ayunas y diluido en un vaso de agua, y eso no está del todo mal. Pero la mejor manera de tomarlo es 20 minutos antes de una comida en la que vas a incluir carbohidratos. Seguramente te preguntarás: "¿Qué tiene que ver esto con la insulina?". Tomar vinagre de manzana como señalo te ayudará a que el azúcar de esos alimentos se absorba más lento y, por tanto, tu páncreas liberará menos insulina. Esto será benéfico para tus niveles de azúcar, insulina y, si sigues una alimentación correcta, te ayudará a estar saludable y a bajar o mantenerte más fácilmente en tu peso.

Recuerda: si vas a incluir el vinagre de manzana en tu dieta, tienes que comer siempre en el orden correcto. Primero, el vinagre diluido en un vaso de agua; segundo, la verdura; y tercero, la comida que quieras, cuidando cantidades y, claro, ¡disfrutando! Al final, no olvides moverte y seguir gastando energía a lo largo del día.

Debido a que el vinagre de manzana es muy ácido, la cantidad que se recomienda que tomes es una cucharada sopera (o una cucharadita cafetera si de plano te es muy desagradable el sabor) diluido en un vaso de agua. Si puedes usa un popote, pues por la misma acidez puede dañar el esmalte de tus dientes.

Diversos estudios y publicaciones afirman que este vinagre puede ser un gran aliado para mejorar los niveles de azúcar en sangre en personas con resistencia a la insulina, síndrome de ovario poliquístico, diabetes y prediabetes.

2. **Cumpliendo con nuestro ejercicio y actividad física.** Recuerda que ya repasamos la importancia del movimiento y el ejercicio. Al hacerlo nuestro

cuerpo necesita energía y esta la obtendrá primero de las reservas de glucógeno del hígado y del músculo. Cuando se acaben esas reservas se verá forzado a ir al almacén de grasa. El ejercicio hará que la insulina nuevamente funcione como debe y que no se cree esta resistencia.

Ahora, uno de los puntos que más me gusta explicar: supongamos que haces una comida alta en alimentos que aportan carbohidratos (pizza o tacos y, además, le sumas un delicioso postre). Si hubieras comido primero verduras, de entrada, hubieras comido menor cantidad de tacos, la velocidad con la que los carbohidratos se absorberían sería menor (lo que es bueno para nuestros niveles de azúcar) y, por ende, se debería de liberar menos insulina. Por último, si después de esa comida caminaras unos 20 minutos, el azúcar acumulada en la sangre se vería forzada a usarse como energía, ya que se estaría quemando casi de inmediato. Es decir, el azúcar es enviada a los músculos usados en la caminata como energía y de esta manera esa comida alta en carbohidratos te impactaría mucho menos. Tu cuerpo ya no necesitará insulina o la necesitará en menor proporción y de esta manera evitarás generar resistencia a esta hormona.

Como conclusión: siempre que vayas a ingerir una comida alta en alimentos que aportan carbohidratos, come primero verdura y al finalizar procura caminar de 15 a 20 minutos. Y si no tienes 15 minutos, sube unos cinco pisos, realiza de 20 a 30 sentadillas o actívate de 2 a 3 minutos con intensidad... seguramente te ayudará.

Si en los últimos meses te sientes más cansado de lo normal, te da mucho sueño después de comer, ganaste peso o tienes marcas características de la resistencia a la insulina (que son manchas oscuras en cuello, axilas o ingles, y que dan un aspecto de suciedad) es indispensable que visites a tu doctor. Diagnosticarla de manera oportuna es vital para tratarla. Siempre te recomendaré acudir con tu médico si tienes síntomas como los mencionados.

Si estás diagnosticado con resistencia a la insulina y tienes una glucosa alterada en ayuno, necesito que en verdad te actives con un poco de intensidad cada hora y media en promedio. La razón: a más intensidad del ejercicio o de la activación, el cuerpo gasta más carbohidratos. Si te activas 6, 8 o hasta 10 veces a lo largo del día, estarás gastándolos.

Si te activas seis veces al día, 5 días a la semana (considerando lunes a viernes), sumarías 30 activaciones por semana. Si multiplicamos lo anterior por 4 semanas, tendríamos un total de 120 activaciones mensuales. ¿El resultado? Mejor manejo de azúcar e insulina en el mediano plazo y, créeme, vas a batallar menos con tu salud y te sentirás mejor que nunca.

Leptina y grelina

Ya las habíamos mencionado de pasada en un capítulo anterior del libro. Ahora, como prometí, las abordamos a fondo. La grelina y la leptina son hormonas que desempeñan un papel clave en la regulación del apetito y la ingesta de alimentos.

La leptina es una hormona producida por las células de grasa que ayuda a controlar el hambre y la grasa almacenada en el cuerpo. En condiciones normales, cuando se produce un aumento de grasa en el organismo, la leptina actúa sobre el hipotálamo (una glándula en el cerebro) para disminuir el apetito y aumentar el metabolismo basal. La presencia de leptina gástrica (en el estómago) y su respuesta al alimento sugieren la participación de esta hormona en el control de la cantidad de alimento que comemos. Para que esta funcione adecuadamente es importante procurar que nuestro porcentaje de grasa esté en rangos normales.

La grelina es la hormona del hambre por excelencia, es la encargada de controlar las ganas de comer a corto plazo. Esta hormona es producida por unas células del estómago y su secreción se activa con el ayuno, cuando el estómago está vacío, y se inhibe cuando existen alimentos en el estómago. Pero además de estar controlada por el contenido estomacal, se producen tres picos principales de grelina a lo largo del día: a las 8:00, a las 12:00 y a las 20:00 horas. Por esta razón es conveniente realizar las principales comidas del día alrededor de estas horas, para ajustar de esta manera las horas de la comida con las ganas de comer.

Además del estómago vacío, existen otros factores que producen aumento de los niveles de grelina que a su vez ocasionan un aumento de la sensación de hambre:

- Falta de sueño.
- Estrés: la grelina está muy relacionada con la hormona del estrés o cortisol.
- Sedentarismo: aunque la inactividad física puede considerarse un ahorro energético para el organismo, cuando existe sedentarismo prolongado aumentan los niveles de grelina.
- Menopausia: en este caso el aumento de grelina es resultado de la disminución de estrógenos y progesterona relacionados con esta etapa.
- Fase del ciclo menstrual: según los últimos estudios, los niveles de grelina son más altos durante la fase folicular del ciclo de las mujeres.

El hambre, la saciedad y el acto de comer están determinados por muchas interacciones de los humanos con el medio ambiente, pero te resumo de manera general lo que debes recordar después de leer toda la explicación anterior:

- La grelina es una hormona que secreta el estómago. Es la principal hormona de la saciedad, se encarga de enviar una serie de mensajes a nuestro cerebro para advertirle que ya estamos "satisfechos", o sea, que ya no tenemos hambre.
- Si el estómago se queda vacío se produce grelina, esta sube al cerebro y, cuando llega al hipotálamo, activa las neuronas del hambre.
- A causa de una mala alimentación, sedentarismo y malos hábitos de descanso y estrés, estos mecanismos se desajustan.

Lo que (con suerte) trataré de lograr cuando hayas terminado de leer este libro es ayudarte a regular ambas hormonas con toda la información y experiencia que tengo en mi cancha; el "partido" depende de las ganas y esfuerzo que tú estés dispuesto a poner.

¿Cómo hacer para cuidar los niveles de grasa que tienes en tu cuerpo?

Manteniendo una alimentación adecuada. Quizá sea repetitivo, pero si algo se queda en ti después de terminar este libro, me gustaría que fuera que SIEMPRE empieces por la verdura y cuides los alimentos que aportan carbohidratos.

¿Y cómo cuidar nuestra hambre en general?

Es crucial hacer tres comidas principales. De ser posible desayunar un poco más tarde de las nueve de la mañana y cenar temprano, idealmente a las siete de la noche. Aunque se trate de desayuno, empezar (nuevamente) comiendo verdura, evitar hacer ejercicio extenuante y cuidar nuestro descanso y estrés.

No te digo que nunca podrás volver a desvelarte y que si no comes primero un kilo de pepinos todo está arruinado, pero son hábitos que vamos a fomentar 90% del tiempo.

¿Cuántas veces has escuchado que el cuerpo humano es una máquina perfecta? Lo que estaremos haciendo es ayudarlo a recuperar estas funciones que quizá hasta este momento pudieron estar alteradas. Le daremos el mantenimiento que toda máquina necesitaría para funcionar sin falla alguna.

Recuerda

☑ No todo son las calorías, es importante entender que hay hormonas involucradas en nuestra pérdida de peso y regulación del hambre y saciedad.

☑ Hay que mantener los niveles de insulina estables (siempre comiendo primero la verdura y mandando los carbohidratos al final).

☑ Si crees tener algún desequilibrio hormonal es muy importante consultar a un endocrinólogo.

9

Algunos casos de éxito

Como ya lo vimos, las cifras en cuanto a la obesidad y sobrepeso en México y en el mundo son menos que alentadoras. Y no se trata solamente de lucir bien, la idea es que eso sea una consecuencia de que tu salud se encuentre en un estado óptimo y de que puedas llevar una vida plena y larga.

> **Pocas cosas motivan más que los testimonios. Para empezar, yo soy uno de ellos: decidí cambiar mis hábitos de alimentación y ejercicio y volverlos un estilo de vida.**

Tengo pacientes que empiezan a aplicar lo aprendido para toda su familia. Invitan a caminar a sus parejas o hijos, disminuyen para toda la familia la cantidad de alimentos que aportan carbohidratos, evitan siempre las bebidas azucaradas o limitan el consumo de alimentos industrializados entre semana. Esto lo empiezan a cumplir la mayoría de los días y los resultados a mediano plazo incluyen grandes sorpresas, como que toda la familia perdió peso a pesar de que no se están privando de nada. Solamente aprendieron a comer de manera más ordenada y el ejercicio y la actividad física se hicieron parte de su día a día.

Ten en mente que los testimonios que te presentaré son de pacientes que llevan *más de 2 años cuidando su alimentación y estilo de vida*. Como vimos anteriormente, somos muy dados a querer cambiar los resultados de varios años de desorden en solo unos meses o, peor aún, unas semanas.

El cuerpo humano normalmente se recupera, pero hay que darle tiempo y también hacer cosas para que haya cambios. Si tienes resistencia a la insulina o alguna enfermedad metabólica diagnosticada, date cuenta de que puedes recuperar y revertir tu salud con la guía de especialistas (endocrinólogos, internistas, médicos del deporte y nutriólogos).

Llegar a esos diagnósticos negativos de salud te tomó mucho (a veces muchísimo) tiempo de malos hábitos. Ahora lo vas a revertir siendo constante 90% del tiempo con las acciones y elementos específicos que hemos planteado.

Estos testimonios, como te he dicho, tienen en común más de un par de años de tratamiento y mucho compromiso, han seguido instrucciones y recomendaciones. Estos pacientes nunca se han dado por vencidos ante meses malos (por ejemplo, no poder llevar el plan por viajes de trabajo, compromisos sociales o no poder hacer ejercicio por alguna enfermedad) y han vuelto a retomar la disciplina.

Otra cosa que tienen en común es que la mayoría de los días practican de ejercicio y mantienen actividad física constante. Esto les ayuda mucho, ya que una cosa es tener grasa almacenada en el cuerpo disponible para ser usada como energía y la otra es realmente usarla de esa manera.

Con un plan de alimentación adecuado y cuidando el consumo de carbohidratos hacemos que la grasa esté disponible para ser usada como energía, para tener a todos nuestros órganos funcionando y emplearla, entonces, cuando tengamos actividad física.

Pero el factor que hará toda la diferencia es exponernos a gastar energía, lo que se logra aplicando básicamente los consejos en los que tanto he insistido:

- Hacer ejercicio programado la mayoría de los días.
- Por cada hora, hora y media o máximo 2 horas de estar sentados, levantarnos y caminar de 2 a 3 minutos.
- Procurar realizar una o dos caminatas, adicionales al ejercicio principal.
- Buscar oportunidades para movernos más. Estacionarnos lejos, subir escaleras, caminar por la

oficina, ir caminando a otra torre o cubículo en lugar de hablar por teléfono, entre otras.

Desde mi punto de vista, muchas personas se frustran porque cuidan su alimentación y también cumplen con algo de ejercicio, pero realmente en el día no se exponen a gastar energía extra. Las pequeñas acciones suman mucho, así que no subestimes el valor de los pasos extra, los cuales pueden ser valiosos para la cuenta total de tu actividad física al final del día.

Tuve una paciente en línea que se encontraba a un año de su posparto, quería perder el peso ganado y recuperar el cuerpo de antes. Le prescribí un plan de alimentación y movimiento y en un principio empezó muy bien. Logró perder 8 kilos. Y de ahí nada, fue como si se estancara y simplemente no lograba perder ni un gramo más. Fueron alrededor de 2 meses de frustración.

De la información que obtenía tras cuestionarla, me parecía que cumplía bastante bien todas las recomendaciones: tenía buen apego tanto a su plan de alimentación como al de ejercicio, que practicaba habitualmente; además, su descanso y manejo de estrés eran adecuados. Entonces sospeché que había algo más y la referí con la endocrinóloga con la que trabajo. Tuvo una consulta por video con ella, le pidió exámenes de laboratorio específicos y ¡sorpresa! Con todo y los 8 kilos perdidos y su buen apego a los planes trazados, tenía una resistencia a la insulina muy marcada.

Esta paciente recibió tratamiento y, después de un par de meses más, al fin se hizo justicia. Todo su esfuerzo se vio recompensado y logró ver los resultados por los que tanto había luchado.

Lo que quiero ejemplificar con esta experiencia es que TODOS los pacientes pierden peso y pueden mantenerse más saludables. Si eres una persona que siente que ha hecho de todo sin éxito, simplemente es porque no estás uniendo los puntos necesarios para lograrlo. Un buen manejo médico y nutricional te pueden ayudar, como en este caso, a dar en el clavo y entender las razones puntuales por las que no logras tu meta.

Antes de compartirte más ejemplos positivos, quiero hablar de algunas experiencias negativas para que estés alerta y no te pase lo mismo. Quizá perdiste peso, puedes estar saludable y pensar que ya tienes todo resuelto, pero debes tener mucho cuidado ante ciertos cambios que nos pone la vida.

Muchos pacientes que ya perdieron peso lo mantienen abajo y nuevamente lo ganan porque algo pasó en su vida: un cambio de casa, de país, ser papás, la muerte de algún ser querido u otro acontecimiento de la vida que los lleva a una situación de estrés. Esto hace que pierdan estructura, dejen de cuidar los hábitos que les trajeron buenos resultados y los cambien nuevamente por conductas que no los favorecen (sedentarismo, alimentación alta en carbohidratos y mucho desorden durante el fin de semana). Así que, si has logrado perder peso, te sientes muy bien y más saludable que nunca, quiero que estés muy alerta a estas situaciones.

El mejor ejemplo: *la pandemia*. Durante esos 2 años muchas personas se desestructuraron, y las conductas y los hábitos que adoptaron los llevaron a resultados negativos. A ti, que estás leyendo y eres parte de quienes padecieron la pandemia en ese sentido: sé que fueron años difíciles, pero con fuerza de voluntad, una buena red de apoyo y empuje, poco a poco vas a estar mejor.

También quiero que pienses en las respuestas que darías si te hiciera estas preguntas:

- ¿Haces ejercicio?
- ¿Caminas extra en tu día?
- ¿Te mantienes activo, aunque pases tiempo sentado?
- ¿Cuidas tu alimentación entre semana?
- ¿Mantienes tu plan alimenticio aun en fin de semana?
- ¿Evitas el alcohol y lo consumes solo en fin de semana?
- ¿Los lunes empiezas muy ordenado regresando al plan de alimentación y movimiento?

Si tus respuestas a estas preguntas en su mayoría fueron "No", estás en un riesgo muy alto de ganar peso y de no mantener tus resultados. Es decir, una vez más vas a regresar a los viejos hábitos, con potencial de perder el progreso que ya habías logrado.

Te voy a platicar de una paciente que tengo. Ella es joven, tiene aproximadamente 18 años y en un año logró bajar 25 kilos en promedio. Ella evidentemente estaba muy contenta, pero sucedió uno de estos cambios inesperados que a veces da la vida: se iba a cambiar de ciudad e iba a empezar la universidad. Varias veces durante nuestras consultas le hice mucho énfasis en que el objetivo no iba a ser perder peso, sino que se diera cuenta y dimensionara el cambio tan drástico que venía.

Su primer semestre fue difícil y subió alrededor de 5 kilos. Todo el ambiente nuevo y el estrés al que se estaba exponiendo no la ayudaban. Yo no podía hacer mucho más que ayudar a estructurarla y fue cuando le propuse ver a un endocrinólogo. La doctora que le recomendé le dio un tratamiento adecuado y más de un año y medio después de fijar estrategias según sus clases y otras actividades, ha logrado mantener la pérdida de peso de más de 25 kilos. Hoy, ella entiende que, en su caso particular, el factor estrés le afecta mucho y es muy consciente de cuidar ese aspecto de su vida para mantener los resultados obtenidos, además de no dejar su ejercicio, actividad física y nunca descuidar su descanso.

Un ejemplo más, ahora de otro paciente que se encuentra en Veracruz y al que le preocupaba mucho perder peso, ya que su cardiólogo le diagnosticó hipertensión e hígado graso. En poco más de un año ha perdido entre 23 y 26 kilos y hemos detectado algunos aspectos a tomar en cuenta en su caso particular. Cuando más trabajo y estrés tiene (empieza a trabajar a las 7 de la mañana y se desconecta a las 10 de la noche), aunque cumpla bien su alimentación y ejercicio, no tenemos un buen resultado. Como siempre le explico: el cuerpo tiene tanto estrés que no te permite avanzar.

También aprendimos sobre el apego al plan durante el fin de semana. Muchas veces cumplía todo su plan de lunes a viernes en la tarde, pero del viernes en la noche al domingo se desordenaba de más. Cuando esto pasaba sus resultados no eran los mejores. Por último, en las semanas que consumía más alcohol no lograba perder peso como quería. Así que si te suena el cuento de: "Cumplo mi plan de lunes a viernes y el fin de semana me desordeno", siento decirte que será más difícil encontrar los resultados que buscas.

Otra cosa aprendida de mis testimonios es que si vives fuera de las grandes ciudades (en especial de la CDMX), en donde los ritmos de trabajo y vida son muy rápidos o pesados, por lo regular, tendrás mejores resultados, ya que ambientalmente puedes "vivir más tranquilo", con un poco más de tiempo y con menos estrés, lo que te ayudaría a cumplir mejor tus conductas. Esto es solo un reflejo más de lo que implica para nuestra salud llevar una vida bajo mucho estrés.

Si vives en ciudades grandes, eres chilango (como yo) o tienes ritmos de trabajo complicados, no estás solo y definitivamente no eres un caso perdido. Claro que vas a poder, solo es cosa de equilibrarte y poder hacerle un espacio a las conductas, estrategias y hábitos nuevos para que logres avanzar.

Te voy a platicar ahora de dos pacientes que actualmente veo y que estaban batallando para perder peso. Las dos son mujeres y trabajan mucho. Las dos hacen ejercicio, cumplen con su alimentación, pero no obtienen el resultado que quieren. El factor que más les está pegando es la acumulación de las famosísimas "horas silla". Ellas y yo, en conjunto, hemos logrado crear algunas estrategias para reducir este tiempo de sedentarismo en su vida y aprovechar al máximo sus descansos. Enseguida te comparto cuales son:

- Una de las pacientes trabaja en un cuarto piso y la indicación fue que por cada hora y media de estar sentada, se levantara y bajara por el elevador a la planta baja, fuera por agua, café, al baño... lo que sea. ¿El reto? Subir los cuatro pisos lo más rápido que pudiera. La paciente se apegó a la recomendación y ¡sorpresa! En tan solo un mes perdió peso y al fin se despidió de la frustración. Ya lo había mencionado de manera rápida anteriormente: es importante bajar por elelevador y no por las escaleras, porque puedes poner mucho estrés y desgaste en las articulaciones de las rodillas y no quiero que te lastimes.
- La segunda paciente trabajaba en casa y la estrategia fue poner la remadora en su oficina. Sí, leíste bien... mover el aparato de ejercicio a un lado de la computadora y escritorio. Cada hora y media iba a remar de 2 a 3 minutos. El resultado al final del mes: pérdida de peso, felicidad y cero frustraciones.

Espero que estos ejemplos te sirvan para ponerte en acción y para que sepas que siempre hay manera de hacer funcionar una rutina alrededor de lo que tú podrías considerar "obstáculos". Simplemente creo que hay que verlos como "oportunidades" y más bien divertirse a la hora de pensar fuera de la caja para volverlos activaciones.

Como estoy convencido de que las mejores historias de éxito suelen venir de la boca de sus protagonistas, les pedí a algunos pacientes (a los cuales mantendré anónimos) que me escribieran sus testimonios, los cuales te los comparto con mucha emoción. Espero que después de terminar este libro puedas enviarme el tuyo para seguir creando una gran comunidad enfocada en la salud y el bienestar.

"Nico, gracias por enseñarme que la constancia y la disciplina pagan y son los pilares para cualquier meta y propósito, pero que, si te llegas a salir, lo más importante es saber regresar; me ayudaste a dejar de sentir culpa y no quedarme ahí. Gracias, gracias por estos 11 kilos, no tengo más palabras para decir. Todo lo que me has ayudado y enseñado en este camino de la salud, el bienestar... y pues mi vanidad."

"Cuando llegué a mi primera consulta con Nico, en mayo de 2021, pesaba 95 kilos. Un año y ocho meses después estoy pesando 71 kilos (24 menos). Hago ejercicio 6 o 7 días de la semana (pesas, tenis, *jogging*, natación, yoga), en mi alimentación cuido carbohidratos, rompo y regreso, disminuí mi consumo de alcohol, duermo muy bien y ya no ronco. Me siento muy bien. Creo que la clave es querer llegar ahí, pero sin duda se necesita de la ayuda de un profesional como Nico, que no solo te orientará en qué y cómo comer, sino que te mantendrá motivado para seguir."

"Durante muchos años intenté perder peso, pero nunca tuve éxito. Consulté nutriólogos y hasta llegué a tomar medicamentos, pero siempre regresaba al peso original. Hace 2 años y medio conocí a Nicolás y, literalmente, mi vida cambió. Gracias a su guía y consejos, ¡perdí casi 30 kilos en poco más de un año! Nicolás me enseñó un nuevo estilo de vida, me dio un plan de alimentación (nada de 'dietas') de acuerdo con mis necesidades y gustos.

Entendí que comer bien no se trataba de privarme de las cosas que me gustan (postres, pastas, etcétera), sino de manejar inteligentemente las cantidades y el orden en el que consumía los alimentos. Y, por supuesto, el ejercicio fue algo que integré de forma regular a mi nuevo estilo de vida. Nicolás me dio las herramientas necesarias para mantener mi peso ideal sin mayor problema. Hoy me siento mejor que nunca y lo mejor es que no me cuesta trabajo mantenerme delgada y saludable, al contrario, ahora lo difícil sería volver a los malos hábitos. ¡Muchas gracias, Nicolás!"

Así que ahí lo tienes, no hay razón por la cual tu historia de éxito no pueda estar escrita a un lado de las de estos pacientes. Lo único que necesitas es compromiso, constancia y verás que los resultados irán dándose gradualmente.

Recuerda

☑ Todos mis pacientes exitosos se cuidan y comprendieron que van a llegar al resultado de un mediano a largo plazo (al menos un año) de hacer cambios sostenidos.

☑ Todos hacen ejercicio y mantienen actividad física constante en el día (más de 8 mil pasos a lo largo de todo el día).

☑ Están alertas a los alimentos que comen, tanto en cantidad como calidad.

☑ Tienen una adecuada hidratación y mantienen el orden correcto.

☑ Si rompen su plan, solo perdieron una batalla y se vuelven a ordenar rápidamente.

☑ Pueden (y deben) moverse cada hora y media por un promedio de 2 a 3 minutos. Escribiendo esta línea acabo de hacer: 20 lagartijas, 30 segundos de trote en mi lugar, 30 segundos de simulación de salto de cuerda en mi lugar y 30 segundos de *jumping jacks*. Así que ¡a activarse!

10

El *set point* en la pérdida de peso

Existe la teoría de que después de un tiempo de estar a dieta y haber logrado perder peso, el cuerpo va a pelear con todos los mecanismos que tiene para recuperar los kilos perdidos y regresar al peso que tenía originalmente o incluso a uno más alto.

Es decir, si subimos de peso nuestro cuerpo se acostumbra a pesar 70, 80, 100 kilos o más. Si nos ponemos a dieta y logramos bajar alguna parte de eso, hay mecanismos del metabolismo que pueden sabotear nuestra pérdida de peso. Entre ellos podemos encontrar:

- Hambre.
- Antojos cuando ya no los tenías.
- Metabolismo lento.
- Pérdida de masa muscular
- Alteraciones en la grelina y la leptina.

También es importante saber que por cada intento frustrado de pérdida de peso suceden cambios que alteran el metabolismo. Para tratar de ejemplificar lo anterior de una manera sencilla: nacemos con 10 células de grasa... cuando ganamos peso, las 10 células de grasa se hacen grandes y se multiplican a 20. Si logramos perder peso, ahora tendremos 20 células chicas y no regresaremos a tener 10.

Esto quiere decir que siempre nos costará más trabajo regresar al peso original y será más fácil (y más rápido) subir más de peso. Y justo ahí empiezan las historias de aumento de peso de los pacientes, que seguramente tú ya has vivido o escuchado. "Yo era delgado y después de casarme subí 10 kilos. Hice dieta, perdí 8... y recuperé 15. Hice otra dieta, bajé 12 kilos y recuperé 20." ¿Te doy la mala noticia? Cada vez se vuelve más complicado bajar por estos mecanismos que te cuento.

A nuestro cuerpo le gusta estar en el peso alto: es su *set point* y no es su culpa.

¿Qué podemos hacer ante el temido *set point*?

Primero, estar muy conscientes de que existe. Y, te reitero, no es tu culpa. Después, si estás batallando, busca un endocrinólogo y un nutriólogo que te orienten. Un tratamiento médico adecuado, junto con un plan de nutrición específico, te puede ayudar mucho. Recuerda que vamos a atacar ese terrible *set point* por todos lados.

Come verduras al principio de cada una de tus comidas; los

alimentos que consumas después y que aporten carbohidratos serán absorbidos más lento, lo cual hará que nuestros niveles de azúcar e insulina estén más estables.

Como ya vimos antes, la insulina es una hormona muy importante en el control del hambre, antojos y la regulación del uso de grasa como energía.

Otro elemento clave para ayudarnos a no ganar peso nuevamente es no descuidar conductas, como vigilar la alimentación, hacer ejercicio, tener un descanso apropiado, reducir los niveles de estrés y siempre realizar actividad física a lo largo del día (si tenemos suerte, los convertiremos en hábitos).

Ahora, la buena noticia es que después de al menos 6 meses (generalmente es entre 6 meses y 1 año) de mantener nuestro nuevo peso, nuestro cuerpo se acostumbra a este *set point* y será más fácil mantenernos abajo.

Te dejo algunas reglas básicas que debes seguir si quieres mantener la pérdida de peso después de llegar al *set point* de los 6 meses:

- Si durante este periodo experimentas hambre, recurre siempre a las verduras como primer platillo y a los carbohidratos como última opción.
- Si comes de más en una comida, camina al menos 20 minutos al terminar.

- Si no hiciste ejercicio el fin de semana, no pasa nada, pero los lunes hay que regresar al buen camino.
- Si te desordenaste en una comida, no dejes que se vuelva una cadena. En la siguiente debes regresar a tu plan.
- Si tienes ansiedad, revisa tu manejo de tiempos y organización en general. Si optimizas, es probable que tengas mejores resultados.
- Si tienes hambre o ansiedad por comer lo que no debes, platica con tu nutriólogo sobre opciones adecuadas. En mi caso, yo vería en qué momento específico tienes más hambre y buscaría patrones como estrés o mala calidad de sueño para modificar esas consultas y poder ayudarte.
- Si de plano estás batallando mucho y subiendo de peso, la intervención de un endocrinólogo es indispensable.

Como puedes ver, sí hay solución a muchos escenarios que a veces pueden parecer complicados cuando batallas para apegarte a un plan de alimentación. Que no se te olvide que lo más importante es enseñarle a tu cuerpo a que se vuelva eficiente gastando y no almacenando energía.

Por medio de la alimentación hacemos que la grasa que está guardada como energía quede más disponible para que la gastes, en lugar de que por medio de conductas desequilibradas hagamos que el estándar de nuestro cuerpo sea guardar energía en forma de grasa. Que te repito: es lo que NUNCA queremos.

Recuerda

☑ Aunque existe el *set point*, sí hay manera de pelearlo y ganarle.

☑ Hay que mantener la pérdida de peso al menos 6 meses o más para "reajustar" el metabolismo.

☑ Nunca hay que confiarnos.

☑ Es importante comer en el orden correcto y mantener la actividad física.

☑ Y siempre, después del desorden, hay que regresar al plan personalizado y a nuevos hábitos lo más rápido posible.

11

El poder del descanso

Demasiadas cosas pasan a nuestro alrededor: diariamente tenemos que lidiar con trabajo, familia, asuntos personales, ejercicio, entre otras. Todo esto repercute en nuestro estrés y nivel de energía, y al final del día no hay nada mejor que un descanso adecuado para volver a nuevamente enfrentarnos a todo a la mañana siguiente.

Tener un buen descanso nos ayudará a pensar y a trabajar mejor y, sobre todo, a regular las hormonas (las ya multimencionadas leptina y grelina) que se encargan del hambre y la saciedad. Además, si están en niveles óptimos, a la larga, estas disminuyen el riesgo de depresión.

En una frase: la falta de sueño aumenta el riesgo de presentar sobrepeso y obesidad y te lo voy a plantear de una forma clara.

Si un día dormimos menos de 6 horas es probable que al día siguiente estemos cansados. De entrada, es posible que no cumplamos con nuestro ejercicio ni actividad física extra en el día (recuerda, esta se trata de caminar al menos 7 mil pasos). También, si se presenta la oportunidad de comer alimentos industrializados es posible que los consumamos con más facilidad, ya que nuestra hambre y saciedad estarán alteradas por la falta de un descanso reparador. Todo esto nos lleva a desordenar nuestros hábitos y nos hará más vulnerables a que, en un mediano plazo, ganemos peso.

Por otro lado, estudios señalan que las alteraciones en el ciclo del sueño o trastornos como el insomnio impactan negativamente sobre el estrés, elevando los niveles de cortisol. Se afectan así nuestros procesos metabólicos negativamente y, en consecuencia, se hace más difícil la pérdida de grasa.

Los expertos recomiendan dormir de 6 a 8 horas por noche. Con relación a esto, aquí te van unos datos y estrategias valiosos que siempre comparto con mis pacientes:

- Si duermes menos de 6 horas, a la mañana siguiente no te levantes a hacer ejercicio. Solamente camina, mantente muy activo a lo largo del día y procura dormir bien para retomar la rutina al día siguiente.

- Si quieres comer alimentos industrializados porque tienes más hambre, procura comer primero verdura, antes de picar papas u otros alimentos que no debes.
- Hidrátate de manera correcta.
- Si te sientes muy cansado, toma una siesta de 10 a 20 minutos (no más) y verás cómo te sentirás mucho mejor.

Ojo: si presentas insomnio crónico o de plano te cuesta demasiado trabajo conciliar el sueño, quizá sea hora de consultar con un médico, que puede tener opciones más especializadas para ti. Recuerda que el descanso no es solo placentero, sino absolutamente necesario para todos los aspectos de la vida.

Tomar melatonina, CBD o meditar antes de dormir puede ser beneficioso, pero más importante aún es tener una rutina de higiene de sueño y de cierre de nuestro día para poder tener un descanso adecuado. Con esto me refiero a:

- Procura hacer tu último alimento 2 o 3 horas antes de dormir. No olvides que lo que comas tiene que ser ligero.
- Cierra tu día laboral y apunta pendientes, así sabrás con qué empezar a trabajar al día siguiente y no estarás pensando en ello.
- De 30 a 60 minutos antes de dormir, disminuye tu tiempo viendo pantallas.

- Haz una meditación o lee 30 minutos antes de dormir.
- Asegúrate de que tu cuarto esté oscuro, sin luz y con una temperatura fresca.
- No hagas ejercicio intenso por las noches, ya que puedes quedar más alterado o activo. Si prefieres hacer ejercicio en la noche, estoy de acuerdo, pero tendrás que acostumbrarte a relajarte antes de dormir.
- Una recomendación que vale mucho la pena recalcar: en la madrugada *no veas el celular*. Normalmente, las personas con malos hábitos de sueño, al no poder dormir, ven su celular y esto afecta sus niveles de melatonina, la cual se encarga de regular el ciclo diario del sueño. Esta hormona se libera en la oscuridad y la peor noticia: una reducción en melatonina genera una mayor probabilidad de tener depresión.

Como todo, el descanso puede llegar a volverse un buen hábito (casi tan fácilmente como podría volverse uno malo). Así que procuremos lograr que lo que se vuelva habitual sea siempre tener noches reparadoras y regeneradoras para nuestro cuerpo y mente.

Para que lo pienses bien la próxima vez que quieras perder horas de la noche viendo redes sociales, te dejo aquí solo algunos beneficios de tener un descanso adecuado.

Dormir bien...

- Hará que al día siguiente tengas mejor concentración y productividad en el trabajo, y si no me crees, sal de fiesta el jueves en la noche y trata de trabajar el viernes temprano.
- Te ayudará a perder peso y mantenerlo. La falta de un descanso adecuado afecta la capacidad de las personas para mantener una vida saludable.
- Está asociado con un mejor apego a una rutina de ejercicio.
- Favorece una menor inflamación del cuerpo. La falta de sueño y las enfermedades inflamatorias del intestino afectan el tracto gastrointestinal.
- Te ayudará a tener un sistema inmune fuerte y, por ende, a recuperarte más rápido de enfermedades.

Recuerda que además de dormir las horas adecuadas, tener una buena calidad de sueño es esencial. Si te levantas cansado después de una noche de sueño o te levantas muchas veces en la madrugada, tienes que revisar tus hábitos de descanso.

Un patrón que puede ayudarte mucho es procurar dormir y levantarte a la misma hora. Entiendo que los fines de semana perdemos estructura y nos desvelamos o nos levantamos más tarde, pero si específicamente batallas para dormir o levantarte, cuida estos puntos y te aseguro que tendrás un mejor descanso.

Yo puedo generalizar que cuando mis pacientes tienen mucho estrés y no duermen adecuadamente no hay resultados favorables en la pérdida de peso. Es probable que se enfrenten a un mes donde no haya pérdida, solo mantenimiento.

Creo que mi mejor consejo para conciliar el sueño y comenzar a tener noches de descanso verdadero sería dejar de ver el celular al menos 30 minutos antes de dormir y jamás verlo durante la madrugada. Si te despiertas, lo único que debes pensar es: "Sigue siendo hora de dormir, mi despertador no ha sonado". Si tienes el sueño muy ligero (como yo), algunas noches te puedes beneficiar de usar tapones, pero tampoco recomiendo que se vuelva costumbre, ya que no debería volverse una muletilla para poder dormir cuando haya algo de ruido.

Ya te había contado algo sobre la melatonina, pero me gustaría profundizar un poco más en el tema, ya que se trata de uno de los factores más significativos para el sueño. Es una hormona nocturna que se produce en la glándula pineal, localizada en el centro del cerebro, sintetizada a través del aminoácido triptófano y relacionada con los ritmos circadianos. Para que esta hormona pueda producirse es necesario tener condiciones ambientales de oscuridad (como ya habíamos visto). Entre sus múltiples funciones destacan las siguientes:

- Es antinflamatoria, antioxidante y ejerce una acción antidepresiva.
- Protege ante enfermedades cardiovasculares y diabetes tipo 2.
- Potencia la respuesta inmunológica.

Así que dale prioridad a tu descanso siempre y procura dormir 6 a 8 horas por noche. Si no has experimentado la maravilla de unas persianas *black out*, te invito a intentarlo, o, de plano, simplemente trata de bloquear la mayor cantidad de luz en tu cuarto. Te aseguro que hará toda la diferencia en tu descanso.

Ahora, me gustaría platicarte sobre algunos neurotransmisores y hormonas que tienes que cambiar para llegar a tu mejor versión. Seguramente has oído hablar sobre ellos y sus funciones, pero me gustaría profundizar un poco para aclarar con exactitud el gran poder que pueden tener en tu cuerpo. Si no los conoces, este es el momento ideal para presentártelos.

Dopamina

Cuando esta se libera nos provoca una sensación de placer. Sustancias como la cocaína, los opioides, la nicotina y el alcohol pueden incrementar nuestros niveles de dopamina.

La dopamina interfiere en conductas como apostar, comprar y comer (por mencionar algunos) como un sistema de recompensa. Este neurotransmisor nos puede ayudar a crear buenos hábitos, por eso es importante, en principio, entender cómo producirlo. Esto sucede con facilidad: algo tan sencillo como recibir un comentario positivo o celebrar una pequeña victoria podría ayudarnos a producirlo.

El problema con los buenos hábitos es que normalmente tardamos en ver los beneficios que estos nos darán. Por ejemplo, la recompensa por mantener una alimentación correcta, equilibrada y balanceada lleva tiempo; no vamos a ver resultados de un día para otro. Lo mismo pasa cuando haces pesas: toma tiempo ver los resultados en tus músculos.

En contraposición, la recompensa que tenemos con hábitos como ingerir comida procesada o industrializada (papas, galletas, chocolates, postres, comida rápida) o tomar alcohol es inmediata. Comemos pastel y se libera dopamina al saborearlo. Al igual que la relajación llega casi de manera instantánea al echarnos un *drink*. La mala noticia es que este neurotransmisor se seguirá liberando hasta que tengamos un resultado negativo, como, por ejemplo, subir 10 kilos o acabar muy borrachos.

Una alternativa para evitar que esto suceda es poner atención en el momento y darle la vuelta, por ejemplo, en lugar de comerte el pastel, piensa en que si lo evitas llegarás más rápido a tu meta y podrás usar la ropa que tanto te gusta. Entonces te sentirás mucho mejor y podrás celebrar esta victoria con un baile o una porra hacia ti, y así tu estado de ánimo cambiará, porque de esta forma también estarás generando dopamina.

Algunas de las muchas maneras de generar dopamina son haciendo ejercicio, escuchando música, meditando, caminando en la naturaleza, haciendo una buena acción e incluso sintiendo agradecimiento. Todas ellas impactarán tu vida de manera positiva (y mucho más duradera) que un brownie con helado. Créemelo.

Oxitocina

El neurotransmisor del amor. Este forma relaciones, confianza e intimidad. Durante el embarazo y el nacimiento de un bebé, los niveles de este neurotransmisor suben considerablemente para que haya un gran vínculo entre madre e hijo. Como profesional de la salud, es muy importante formar un vínculo de confianza con mis pacientes, quienes pueden escribirme el día que sea a la hora que sea, pues como líder en su tratamiento busco ayudarlos siempre.

Buscar una red de apoyo que te acompañe en tu proceso de pérdida de peso es indispensable. Ya sea tu pareja, padres, hermanos o amigos, es importante crear vínculos con personas en las que puedas confiar. De esta manera estarás liberando oxitocina de forma natural.

Serotonina

El neurotransmisor de la felicidad. Este puede hacerte sentir importante, con confianza y te impulsará a triunfar. Ser agradecido aumenta los niveles de serotonina y te ayudará a sentirte feliz. También, directa o indirectamente, influye en nuestro descanso, memoria y apetito. Muchos medicamentos para tratar la depresión actúan sobre la serotonina.

Ahora bien, si estás en régimen de pérdida de peso y te sientes infeliz o descontento, cambia tu lenguaje. Agradece que tienes la oportunidad de ver a un profesional de la salud que te va a ayudar a cumplir tus metas y eso a su vez te dará una mejor calidad de vida, con lo cual llegarás a tu mejor versión. Aunque no lo creas, estarás generando serotonina.

Endorfinas

Estas se producen por nuestro sistema nervioso, para ayudarnos a lidiar con el estrés y el dolor. Son el medicamento natural del cuerpo que nos hace sentir bien. ¿Alguna vez has escuchado del sentimiento de felicidad de los corredores (el famoso *runner's high*)? Esta es la sensación de euforia cuando se liberan endorfinas.

Recuerda que hacer cualquier tipo de ejercicio (mi preferido, por ejemplo, es la bicicleta de montaña), escuchar música, reírnos o comer chocolate (de preferencia oscuro, 80% cacao) libera endorfinas. Al ser liberadas, nuestra habilidad de pensar y resolver problemas aumenta y nos volvemos más productivos.

Cortisol

Otra hormona que está relacionada con las anteriores es el cortisol, que se produce en las glándulas suprarrenales y se asocia con el estrés. Es una hormona diurna que, en dosis equilibradas, proporciona un estado de activación que nos mantiene alertas y nos ayuda a sobrevivir.

Si durante todo el día experimentamos ansiedad y estrés por estar a dieta, por nuestro trabajo, familia, metas personales, entre otros factores, créeme, vas a batallar más para lograr el resultado que quieres y al final te vas a enfermar.

Si antes de acostarnos nos sentimos estresados y con ansiedad, se produce una alta concentración de cortisol en sangre que impide la producción de melatonina, lo que a su vez deriva en insomnio.

Recuerda

☑ Cambia tu química, cambiando tu lenguaje.

☑ Dopamina: genérala por medio de música, meditación y ejercicio.

☑ Oxitocina: genera buenas relaciones con quienes te rodean.

☑ Serotonina: sé agradecido; en automático estarás más contento.

☑ Endorfinas: créalas por medio del ejercicio, escuchar música o comer chocolate 80% cacao o más.

☑ Cortisol: aprende a ganarle manejando mejor los cuatro anteriores neurotransmisores.

☑ Procura tener un descanso adecuado. No quiero ser aguafiestas, pero si eres de los que prefiere salir a cenar y desvelarse mucho, ten por seguro que tu cuerpo te pasará la factura.

12

Microbiota intestinal

El término *microbiota intestinal* hace referencia a todas las bacterias buenas y malas que viven en nuestro intestino.

Los factores implicados en la formación de la microbiota, en los cambios que presenta a lo largo de la vida y los factores que influyen en alterar y mantener su composición, diversidad y metabolismo, son muy variables. Algunos, fuera de nuestro control, como el tipo de nacimiento, pero otros, como la dieta, consumo de fibra y probióticos, impactan de manera importante con modificaciones a la microbiota y, obviamente, a la salud en general.

Probióticos

Son bacterias que ayudan a la flora intestinal del cuerpo. En los últimos años, investigaciones han mostrado que el consumo de alimentos ricos en probióticos nos ayuda a mantener un buen estado de salud y un peso saludable. Algunos alimentos ricos en probióticos son el yogur, kéfir y alimentos fermentados. Los probióticos más comunes son *Lactobacillus acidophilus* y *Bifidobacterium lactis*. Si usas suplementos, busca que contengan los anteriores y al menos 30 millones de bacterias activas por cápsula.

Otros probióticos importantes que puedes encontrar en alimentos y suplementos son *Lactobacillus plantarum* y *brevis*. Si estás buscando perder peso, no dejes de incluir *Lactobacillus gasseri* y *rhamnosus*, además de llevar una dieta balanceada y hacer ejercicio.

Prebióticos

Estos pueden encontrarse normalmente en los alimentos, sobre todo, en la fibra de las verduras. Si en general consumimos alimentos y suplementos con probióticos y además tenemos una alimentación rica en fibra, es más fácil mantener saludable y equilibrada nuestra flora intestinal.

Algunos beneficios de los probióticos y prebióticos son:

- Aumentan el número de bacterias beneficiosas en el colon (*Lactobacillus* y *Bifidobacterium*).
- Favorecen la absorción de minerales: calcio, hierro, magnesio y zinc.
- Actúan en la prevención de la diarrea o el estreñimiento, dado que aumentan el tamaño de las heces y acortan la duración del tránsito intestinal.

- Reducen los lípidos en sangre (colesterol y triglicéridos).

¿Qué causa daño a la microbiota intestinal?

Fumar y tomar alcohol

Estas conductas influyen en la variedad de microorganismos que colonizan nuestro intestino grueso y llevan a la disminución o aumento de unos u otros en función del tiempo que hayamos estado fumando o bebiendo alcohol. Fumar o beber en exceso puede llegar a producir desórdenes fisiológicos, como alteraciones en el tránsito gastrointestinal, inflamación y dolor. No es gratuito que "estar crudo" sea una de las sensaciones más desagradables que podemos experimentar. El cuerpo, literalmente, rechaza el alcohol como un elemento dañino para él.

Estar sometido a estrés constante

Como ya vimos, en condiciones estresantes, el organismo libera cortisol. Esta hormona afecta a la musculatura lisa del aparato digestivo y produce alteraciones en el intestino grueso que modifican e inflaman a la flora intestinal, lo que a su vez puede originar dolor, intolerancias y alergias alimentarias.

Exceso de antibióticos

Cuando tu médico te prescribe antibióticos hay que tomarlos, pero después hay que suplementarnos con probióticos y cuidar nuestra alimentación para volver a nutrir a nuestra flora intestinal.

Algunos consejos para mantener nuestra flora intestinal saludable

Te propongo moderar tu consumo de alcohol, evitar el cigarro, limitar el consumo de alimentos procesados a solo un día a la semana, incluir verduras en TODAS tus comidas y claro, buscar alimentos y suplementos que contengan probióticos, como yogur, kéfir o kombucha. Si optas por tomar esta última, recuerda que es probable que tenga azúcar o carbohidratos, por lo que te podría beneficiar tomarla al final de alguna de tus comidas principales y no al iniciar tu alimentación. Recuerda que el orden correcto es muy importante para ver los resultados que buscas.

En el mercado hay muchos suplementos que contienen probióticos. Para que puedas ver resultados reales y medibles es indispensable que los consumas durante por lo menos 3 meses.

Recuerda

☑ Si lo necesitas, busca ayuda para dejar de fumar y moderar tu consumo de alcohol.

☑ Hay que limitar la ingesta de alimentos industrializados.

☑ Evitar bebidas azucaradas definitivamente.

☑ Tomar suplementos de probióticos es de gran ayuda para la salud. Recuerda que debes tomarlos por un tiempo prolongado para poder ver resultados.

13

El secreto está en el orden

En varios de los capítulos anteriores hemos mencionado la manera correcta de comer, pero si llegaste hasta aquí y ya la olvidaste (lo cual dudo, pero es útil insistir), acá va una vez más: primero verdura, después proteína y grasa, y al final los carbohidratos.

Aprender a balancear es una de las partes más importantes de nuestra vida, porque yo entiendo que esta consiste también en socializar, salir y disfrutar. Como no se trata de quedarnos en casa siguiendo una dieta y sintiéndonos excluidos de la vida social de quienes queremos, acá van algunos ejemplos puntuales.

Imaginemos que llegó el fin de semana (o alguna fecha o compromiso especial entre semana) y quieres desayunar, comer o cenar fuera de casa. Primero, ten el hábito de romper tu plan solo por una comida del día. Si tienes reunión familiar a la hora de la comida, no empieces desayunando chilaquiles y pan dulce. Estarías comiendo muy desbalanceado y aumentarías significativamente raciones de alimentos que aportan carbohidratos, que sería mejor "guardar" para disfrutarlos con tu familia. Así que vas a desayunar primero un plato de verduras (pueden ser nopales, champiñones, espinacas, etcétera) y después un par de huevos cocinados como prefieras.

Antes de salir de casa puedes volver a comer verduras (quizá echar un *snack* de pepinos con chilito), o si sabes qué habrá en tu evento, al llegar a este busca la botana de verdura y comienza con eso. El segundo paso te va a encantar: vas a romper el plan comiendo lo que quieras, eso sí, cuidando cantidades y siempre disfrutando. A la hora de la cena vas a procurar regresar al orden y cenar tu plato de verdura al inicio, después la proteína y al final (y solo si no puedes evitar el antojo) algo de carbohidratos.

De esta manera, solo rompiste el plan en una comida, disfrutaste y no perdiste todo un día, que es lo que generalmente sucede cuando rompemos y luego aprovechamos para "dejarnos ir" en el resto de las comidas.

Si tienes antojo de desayunar chilaquiles y pan dulce, pues adelante. Siempre que incluyas verduras antes de estos platillos y si después del desayuno caminas 15 minutos. Y de nuevo, no olvides retomar el plan para las dos comidas restantes del día. Si en esas puedes evitar los carbohidratos completamente, será un día bastante cumplidor en cuanto a tu plan de alimentación.

Si tienes una cena, es indispensable comer primero la verdura y en segundo lugar la proteína y la grasa. En las primeras dos comidas del día evita los carbohidratos por completo, espera a la cena para comerlos (y disfrutarlos) con moderación y, de ser posible, no muy tarde.

En estos tres ejemplos te mostré cómo romper el plan en una comida del día, respetando las otras dos. Esto será crucial para mantener tu peso y salud a largo plazo. Trata también de siempre comer en el orden correcto. Si un día quieres comer dulces, papitas o galletas, evítalos a media mañana y en la tarde. Siempre los vas a acomodar como si fueran un postre y si puedes salir a caminar 10 o 15 minutos después de consumirlos, te irá de maravilla.

Me dediqué a armar la siguiente tabla con varios ejemplos de comidas y platillos con lo que sería su orden ideal para que puedas disfrutarlos sin culpa y sin romper demasiado tu plan de alimentación. Recuerda que todo debe ser con moderación y considerando que solamente romperás en una sola de las comidas del día. Si antes te tomas un vaso de agua donde diluyas una cucharadita de vinagre de manzana (ya platicamos las razones), lo estarás haciendo aún mejor.

DESAYUNOS

Platillo	Primero	Segundo	Tercero	Actividad
Chilaquiles	Plato de verdura	Huevos al gusto (pídelos separados para que sea más sencillo)	Totopos con salsa y algo de crema y queso	Caminata de 15 minutos al terminar

Hot cakes	Plato de verdura	Huevo, salchicha, jamón o alguna otra proteína	Un par de hot cakes (recuerda medirte)	Caminata de 15 minutos al terminar
Pan dulce	Plato de verdura	Huevo, pollo o alguna proteína	Una pieza de pan dulce	Caminata de 15 minutos al terminar
Tamales	Plato de verdura	Huevo, pollo o alguna proteína	Tamal	Caminata de 15 minutos al terminar

En todos estos ejemplos es importante que procures no seguir desordenado a lo largo del día. Vas a comer y cenar primero verdura (en la cantidad que quieras y como quieras prepararla), después proteína y grasa (carne, pollo, pescado, salmón, atún u otro guisado) y al final, solo si no puedes evitarlo, algo de carbohidratos.

COMIDAS O CENAS

Platillo	Primero	Segundo	Tercero	Actividad
Sushi	Ensalada o tepanyaki de verduras	Sashimi	Rollo o arroz	Caminata de 15 minutos al terminar
Pizza	Ensalada	Pizza		Caminata de 15 minutos al terminar

Tacos	Nopales o champiñones	Carne de tu preferencia con salsa o aguacate	Tacos (dos a cuatro tacos es buena idea)	Caminata de 15 minutos al terminar
Torta	Ensalada	Torta	Papas (un puñado es más que suficiente)	Caminata de 15 minutos al terminar
Hamburguesa	Ensalada	Hamburguesa	Papas o algún postre	Caminata de 15 minutos al terminar

De nuevo, al hacer alguna de estas comidas o cenas es importante que en los otros dos alimentos del día te mantengas disciplinado y respetes el plan. De esta forma, te prometo que disfrutarás aún más lo que comas cuando te des un gusto. Se trata de eliminar la culpa de comer y más bien gozar la experiencia. Recuerda incluir el hábito de la cucharada de vinagre de manzana diluida en agua antes de las comidas y potencializarás todos los efectos de tus esfuerzos.

Creo que ya estás dándote una clara idea de cómo quiero que comas y rompas: siempre en el orden correcto y solo desordenándote en una comida del día.

Si hay días en los que te sales de la rutina en más de una comida, procura siempre tener el orden correcto y mandar los carbohidratos al final. Como ya platicamos, este orden debe convertirse en algo tan habitual para ti, que lo raro será que comas de otra manera.

¡Despídete de esto!

Aunque te repito que nada está prohibido dentro de este plan, la verdad es que existen alimentos que vas a querer eliminar de tu vida conforme vayas entendiendo el daño que te hacen o lo poco que aportan a tu estado de salud. La idea es que puedas irlos quitando de tu dieta de manera gradual y busques alternativas más sanas para sustituirlos definitivamente. Ya lo verás, tus nuevos hábitos harán que desaparezcan de tus menús en la medida de lo posible.

Aceite vegetal

Quiero que procures evitar cocinar con aceite vegetal, como el de maíz. Siempre que cocines con aceite, recuerda que entre más saturada sea la grasa, tiene mejor tolerancia al calor y no se va a oxidar. Cocina con aceite de coco; puedes usar mantequilla o *ghee*. Si quieres cocinar con aceite de oliva, está perfecto, pero siempre busca en el empaque que sea apto para calor.

Azúcar

Evita definitivamente agregar azúcar a tus bebidas, ninguna se vale y ninguna es más saludable que otra (ya sea azúcar blanca, morena o miel). Tampoco me encanta que tomes aguas frescas, es decir, de fruta. Estarás ingiriendo grandes cantidades de azúcar y carbohidratos sin ningún beneficio más que el del sabor. Evidentemente, el consumo de refrescos normales está también anulado, ya que no aporta nada a la salud.

Alimentos industrializados

Recuerda que entre más alimentos industrializados consumas a lo largo del día te será más difícil lograr tu mejor versión. No tiene nada de malo darte un antojo un par de veces a la semana, pero pon mucha atención al consumir botanas saladas, como frituras de todo tipo, papas, cacahuates japoneses, dulces, chocolates o postres. El secreto está en medir las cantidades y hacerlo en el orden correcto.

Recuerda

☑ No tienes nada prohibido, solo no olvides comer en el orden adecuado.

☑ Simplemente vas a ser constante, consciente y a mantener cierta disciplina en tu manera de comer, *romper y regresar*.

☑ No te conviene cocinar con aceites vegetales.

☑ El azúcar en bebidas solo aporta calorías y carbohidratos vacíos; mejor aprovéchalos en alimentos con más sustancia.

☑ Modera tu consumo de alimentos industrializados.

14

Detrás de las dietas

Como seguramente ya te diste cuenta (y si no, el título de este libro quizá te dé una idea bastante clara), yo estoy en contra de "vivir a dieta", pero a todo esto... ¿qué es estar a dieta o para qué nos ponemos a dieta? Se trata de privarnos de ciertos alimentos para lograr algún resultado. Perder peso, cuidar la ganancia de peso en el embarazo, mejoras metabólicas (colesterol, triglicéridos, glucosa, ácido úrico), cuidar y mantener nuestra masa muscular, mantenernos saludables o simple vanidad, son algunas de las razones por las cuales nos ponemos a dieta. Todas son válidas, pero muchas veces creo que podríamos ahorrarnos el "sufrimiento" de estar a dieta si tan solo cambiáramos nuestro *mindset* y pensáramos en crear hábitos saludables. A continuación, te comparto una lista de algunas de las dietas más populares de los últimos años. Como es mi costumbre, trataré de no satanizar ninguna y, más bien (al estilo de un ejercicio de crítica constructiva), rescataré los elementos más positivos de cada una.

Dieta keto o cetogénica

Esta dieta es una de la más populares y seguramente has escuchado de ella, incluso la has intentado una o más veces. En un principio te pudo haber funcionado de manera increíble y después... la magia se terminó.

La dieta cetogénica restringe la cantidad de carbohidratos al mínimo y aumenta el consumo de grasa y proteína. Como ejemplo sencillo, la teoría habla de evitar comer más de 20 gramos de alimentos que aporten carbohidratos (para darte una idea, una ración de fruta o una tortilla, que sería una ración de carbohidrato, tienen 15 gramos). A lo largo del día solo podrías consumir una ración y completar tu alimentación solo con proteína (carne, pollo, pescado, salmón, atún, huevo y queso) y grasa (almendras, nueces, pistaches, aguacate), además de verduras verdes, que en general son libres.

¿Por qué funciona?

Los carbohidratos son la primera fuente que el cuerpo tiene para obtener energía. Al disminuirlos, el hígado se ve forzado a utilizar grasa como energía y he aquí el por qué es tan eficiente para perder peso. De igual manera, esto disminuye los niveles de insulina, por lo que las personas presentan menos hambre.

En general, es un plan bajo en calorías, lo cual significa que los pacientes tendrán un déficit calórico y esto les ayudará a perder peso a expensas de la grasa. Al comer proteína los pacientes protegen su masa muscular, la cual además es indispensable para el funcionamiento adecuado del metabolismo, por lo que se logran muy buenos resultados en el corto plazo.

¿Por qué podría no funcionarte a mediano o largo plazo?

El problema que yo veo en el mediano y largo plazo es que, de entrada, no hay cambio de hábitos. Cuando los pacientes logran su meta, regresan a comer igual que como lo hacían antes: una alimentación desordenada con carbohidratos, calorías y alimentos industrializados. Y, en parte, regresan porque tuvieron una restricción muy marcada. No olvides que lo prohibido muchas veces es lo deseado.

Se dice que es malo hacer dieta cetogénica por largos periodos, pero con una adecuada supervisión he tenido pacientes que pueden mantener el régimen por más de un año y han logrado muy buenos resultados alternando momentos más restringidos y otros un poco más libres.

Otro problema que veo es que muchos pacientes tienen el enfoque *todo o nada*, negro o blanco. Cuando están en cetosis, obviamente tienen buenos resultados, pero cuando no, el desorden es total y llega el famoso y temido "rebote".

Como siempre digo, hay muchos tonos de gris. Tenía un paciente que decía: "Cuando me pongo a dieta soy un resorte, me presionan y comprimen en su totalidad. Y cuando dejo de estar a dieta, toda la fuerza del resorte 'explota' y no se vuelve a comprimir en un buen tiempo". Este tipo de razonamiento es el que hace que la dieta cetogénica y otros planes extremadamente restrictivos no funcionen.

Por último, otro gran problema que le veo es que gracias al enfoque de hacer dieta, y sobre todo dieta keto, los pacientes pueden desarrollar miedo a comer carbohidratos, miedo a romper su plan, y con esto llega la culpa y la frustración, y nuevamente no hay resultados favorables.

Elementos valiosos

- Puede ser de gran ayuda para perder peso rápidamente.
- De la mano de especialistas, los pacientes pueden llevarla de manera adecuada.
- Si no fuera completamente keto, se le podría agregar pan, tortilla, fruta u otro alimento que aporte carbohidratos en pocas cantidades.

- En lo personal, no hago la dieta cetogénica, ni acostumbro prescribirla a mis pacientes. Los ayudo a aprender a comer, romper y regresar a su plan, cuidando e identificando los alimentos beneficiosos que les aportan carbohidratos, proteínas y grasas.

Para quién no

Las personas que sufran de problemas renales deben tratar de alejarse de este tipo de planes, ya que el alto contenido de proteína puede ser perjudicial para ellas.

Si tienes mucha ansiedad, el que te restrinjan de manera fuerte alimentos que te aportan carbohidratos no es la opción ideal. Quizá un plan bajo en carbohidratos puede ser mejor idea para ti. También, si te gustan y disfrutas de comer alimentos que tienen carbohidratos (aceptémoslo, así somos la mayoría), puede no ser una opción en el mediano-largo plazo.

Para quién sí

Si quieres perder peso un poco más rápido, creo que puede ser una muy buena opción de arranque. Necesito que estés mentalizado a que todas las comidas que te gustan y tienen carbohidratos (tacos, pizza, hamburguesas, tortas, quesadillas) las vas a tener que limitar. Como aprendiste anteriormente, después de comerlas le depositaste a la tarjeta de débito y ahora hay que dejar de depositarle; necesitas gastar energía y así nuevamente regresar a usar grasa como energía o, como se le llama en esta dieta, "estar en cetosis".

Ayuno intermitente

Esta es otra corriente muy popular y, en lo personal, bien llevada creo que puede ser muy buena opción. Hacer un plan de ayuno intermitente se refiere a comer durante menos horas del día y que el periodo que dejamos de comer sea mayor.

Hay muchas personas que piensan que hacer un plan de ayuno es saltarse el desayuno o la cena y suena lógico, pero muchas veces terminan haciendo dos comidas, no cubren su requerimiento básico de proteína y esto no está bien. Recuerda que la proteína que obtenemos de los alimentos de origen animal, como huevo, queso, carne, pollo, pescado y otras fuentes, es importante para la piel, pelo, uñas, músculo, hierro, sistema inmune y hormonas, entre otros.

Si se cubre la necesidad de proteína y otros nutrientes en menos horas del día, nuestro cuerpo tendrá menos disponibilidad de alimento para usar como energía y se verá obligado a buscar en nuestras reservas de grasa.

¿Por qué funciona?

El ayuno funciona por el aumento de la sensibilidad a la insulina y da como resultado una mejora en la glucosa posprandial. Asimismo, existen estudios que refieren la mejora de la presión arterial y de la frecuencia cardiaca en reposo. Y si un día fallamos, y comemos en más horas, siempre podemos regresar a restringir el horario.

Un error común en el ayuno es no cuidar la calidad de los alimentos que comemos. Si haces ayuno, pero lo rompes con café con leche y pan dulce, te aseguro que no vas a encontrar los resultados que buscas.

Una muy buena estrategia que les comparto a mis pacientes para acostumbrarse a comer en menos horas del día es que empiecen a empujar su desayuno 30 minutos más tarde o la cena 30 minutos más temprano. En unos días ya estarán comiendo en un horario restringido.

Hagamos un ejercicio fácil: muchos pacientes desayunan en torno a las 6 a. m., en casa y antes de salir al trabajo, y cenan a las 9 p. m. En este escenario, están comiendo durante 15 horas del día y solo dejan de comer durante 9 horas. La idea es, poco a poco, manejarlo al revés.

Podrías intentar desayunar a las 10 a. m. y cenar a las 7 p. m. Aquí hay una ventana de alimentación de 9 horas y se deja de comer 15.

Aunque existen diferentes protocolos de ayuno, como por ejemplo un día comer 1200 kcal a lo largo del día y otro día solo 600 kcal, alternando entre una comida más alta en energía y una menor, la realidad es que a las personas nos gusta comer y el día que toque comer 600 kcal la vamos a pasar mal (te lo aseguro). Es difícil sostener esta conducta a largo plazo.

Te cuento un poco del ayuno que yo manejo. Trato de ayudar a mis pacientes a comer en un rango de 10 horas y que dejen de comer 14 horas. Si esto es algo que les cuesta mucho trabajo, deben comer máximo durante 11 horas y dejar de comer por 13. Si se adaptan a esto, los llevo a comer durante 9 horas y que dejen la comida por 15 horas. Siento que es muy buena estrategia y se puede ir llevando de manera gradual. Si de plano no pueden con el ayuno, pueden mantener un horario de 12 horas de alimento por 12 sin él.

Elementos valiosos

- Se sigue un plan de ayuno que cubre nuestros requerimientos, solo que en menos horas del día (no se trata de saltarse el desayuno o la cena).
- El cuerpo, al no tener disponibilidad de alimento, se ve forzado a buscar energía en las reservas.

- Puede resultar práctico.
- Fácil de seguir en un mediano o largo plazo.

Para quién sí

Creo que puede ser para muchos. Es cosa de empezar a acortar el horario, comer en el orden correcto y en menos de lo que crees vas a estar comiendo en un horario restringido. Y lo mejor es que si lo alteras el fin de semana, siempre puedes regresar el lunes.

Para quién no

Si eres una persona que ama desayunar o cenar, o de alguna manera tu ritmo de vida o trabajo te impide desayunar tarde o cenar temprano, no te preocupes por hacer ayuno o acortar tus horarios. Ocúpate mejor en comer con calidad, cuidar los alimentos que te aportan carbohidratos, hacer ejercicio y mantenerte activo en el día. Una buena manera de cuidar tus horarios será que comas en 12 horas y dejes de comer las mismas 12. Es una muy buena idea para empezar si sientes que te costaría mucho trabajo reducir las horas de alimento.

Para personas que tengan problemas de salud podría ser perjudicial, por ejemplo, quienes padecen colitis o gastritis podrían ver agravada su sintomatología.

187

Contar puntos o equivalentes

Seguramente estás familiarizado con este sistema. Se arma un plan de alimentación en el que, además de un número de calorías específico, por cada comida se dan porciones o equivalentes. Por ejemplo, a la hora de la comida: 120 gramos de proteína, verdura al gusto, una tortilla y $\frac{1}{3}$ de aguacate es equivalente a comer cuatro raciones o puntos de proteína (cada uno es de 30 gramos), un punto o ración de carbohidratos (la tortilla), un punto o ración de grasa (el aguacate) y consumo libre de verduras. Un plan en número de raciones específicas a lo largo del día enseña a los pacientes a evitar pasarse de su número de raciones y da la libertad de poder hacer intercambios. Por ejemplo, una ración de un alimento que aporta carbohidratos puede ser una rebanada de pan de caja o una tortilla de maíz o medio bolillo sin migajón y el paciente tiene la libertad de escoger cualquiera de ellos.

Es el principio de enseñar a comer a los pacientes, que identifiquen los grupos de alimentos y así sepan hacer combinaciones adecuadas.

Elementos valiosos

- Es la dieta más usada para que los pacientes aprendan a comer.
- Fácil de llevar a largo plazo.
- Creo que también puede ser fácil regresar si hay desorden de fin de semana.

Para quién sí

Este SÍ es para todas las personas, pues te harás consciente de tener un número de comidas establecido todos los días.

Con porciones individuales de proteína, grasa y carbohidratos (las porciones de verdura son prácticamente libres), aprendes a hacer intercambios correctamente, por ejemplo, que dos quesadillas equivalen a un sándwich y que medio plátano, por ser una de las frutas con más azúcar, vale por una ración de fruta completa.

También aprendes que si en el desayuno te comiste todas las raciones de alimentos que te aportan carbohidratos, idealmente ya no vas a comerlas en las siguientes comidas de tu día.

Me parece que tener esta conciencia en el día a día siempre sumará y te ayudará a tener una relación más sana y educada con tu alimentación.

Remplazos de proteína

¿Has escuchado de los planes de alimentación donde algunas comidas son cambiadas por un suplemento de proteína? Yo creo que sí, pues son muy populares.

La idea es que se puede sustituir un desayuno, cena u otra comida por una bebida que aporta proteína y además es baja en grasa y carbohidratos. La realidad es que, de cenar un plato de cereal con leche a un sustituto de proteína, el segundo es una mucho mejor idea.

189

Son sencillos de preparar, convenientes cuando se tiene poco tiempo para cocinar, además de que existen licuados y barras de diferentes variedades. En general, tienen buen sabor y ayudan a que las personas cubran su requerimiento de proteína y tengan saciedad.

A mí me gusta prescribir planes de alimentación con alimentos y siempre les doy la opción de usar sustitutos. De esta manera les enseño a elegir qué comer a mis pacientes. Cuando hacen dos comidas al día, normalmente les pongo una tercera que fácilmente puede tratarse de un sustituto de proteína.

Y para los más ocupados hay remplazos que vienen listos para tomar, lo único que se tiene que hacer es refrigerarlos o tomarlos con hielos. ¿Así o más práctico?

Elementos valiosos

- La practicidad de poder llevar una comida sana a prácticamente cualquier lugar la vuelve una gran opción para quienes no tienen tiempo de cocinar.
- Un solo alimento con la cantidad de proteína y nutrientes adecuados es un gran acierto para evitar las excusas de "no había nada más en la alacena".

Para quién sí

Como la anterior, creo que esta es una práctica que todos podemos aplicar de vez en cuando o diario (pero solo si cambiamos una comida del día). Estos suplementos ayudan a nutrirnos de manera balanceada y completa, y en lugar de desayunar cereal con leche y fruta podríamos estar consumiendo un licuado de proteína.

Para quién no

Este tipo de suplementos no puede ser la base de una alimentación. Aunque son una buena alternativa, jamás sustituirán el realizar una buena comida con varios elementos. Además, quienes tengan o hayan tenido trastornos de conducta alimenticia podrían experimentarlos de nuevo al querer sustituir todas las comidas del día por estos productos. Como en todo, el balance es la clave.

Combinar dieta cetogénica + ayuno intermitente + puntos + remplazos

Si sumamos todas las alternativas que te acabo de presentar, tendremos un gran método para perder peso y mantenernos. Sobre todo si se trata de un plan de alimentos de calidad, no industrializados, es seguro que va a dar muy buenos resultados.

Los pacientes que cuidan las raciones de alimentos que les aportan carbohidratos, comen en un horario restringido y combinan adecuadamente porciones de diferentes grupos de alimentos, obtienen diversos beneficios, como:

- Pérdida de peso a expensas de grasa.
- Mantenimiento de la masa muscular.
- Saber intercambiar alimentos y comer adecuadamente.
- Entender que los remplazos no son malos para la salud y que, por el contrario, pueden ayudar a hacerles su día más fácil.

Este plan combinado lo prescribo mucho. Pero lo más importante es que no tengas en mente que estás haciendo dieta cetogénica con ayuno intermitente y remplazos, sino que simplemente hagas de esta forma de comer tu estilo de vida, porque es el mejor plan de alimentación.

De la revisión de estudios y literatura se desprende que la falta de cambio de hábitos en el mediano y largo plazo es lo que hace que las personas no mantengan su pérdida de peso. Simplemente vuelven a descuidar toda su alimentación y no cumplen con su actividad física.

Yo nunca pongo a nadie "a dieta", más bien les enseño a comer, *romper y regresar*, y a este plan le sumo ejercicio, actividad física, así como descanso, adecuado control de estrés y un mejor manejo emocional alrededor de la alimentación. La idea es cumplir el plan 90% de las veces para encontrar resultados.

Recuerda

☑ Todo plan alimenticio debe ser supervisado por un profesional.

☑ Las cosas que funcionan para otras personas podrían no funcionar para ti.

☑ Enfócate en los resultados a largo plazo y no en los inmediatos.

☑ Adapta tu alimentación a tu estilo de vida y lograrás llevarla correctamente por más tiempo.

15

El
decálogo

A continuación, te quiero presentar una tabla simple de 10 cosas que te propongo vuelvas parte de tu día a día y 10 cosas de lo que no debes hacer. La idea es que gradualmente vayas incorporando lo que SÍ y eliminando lo que NO. Escribe en esta tabla, táchala o márcala como quieras, la idea es que puedas regresar a consultarla cuando lo necesites.

SÍ	NO
1. Hacerlo un estilo de vida	1. Hacer *detox*, dieta del helado de vainilla o de la sopa de col, retos, pastillas, *Challenge 21* o *Reto Fit 21 días*
• La alimentación, el ejercicio y las actividades que te mantengan en movimiento se vuelven parte de tu día a día sin tener que hacer mayor sacrificio. • No pierdas de vista que perder peso exige tiempo, esfuerzo, compromiso y constancia.	• No es que esté mal, pero no existe un cambio de hábitos real y regresarás a donde estabas, además de que puede tener un gran riesgo de rebote.

2. Planificar y hacer lista de súper	2. Ir al día
· Para preparar comidas, *snacks* y planificar los fines de semana.	· No hay planeación, se pide constantemente comida rápida, picas de más, comes de todo, pierdes el registro de lo que puedes y no puedes consumir.
3. Ver a un nutriólogo	**3. Hacer dietas de moda**
· Manejar un plan individual con las calorías, proteína, grasa, carbohidratos adecuados y sin agregar calorías líquidas.	· Hacer la dieta de tu amiga, de internet o de alguien que no es profesional de la nutrición.
4. Ir por tiempos	**4. Esperar resultados inmediatos**
· No podemos hacer keto, ayuno y CrossFit, todo a la vez.	· No puedes pretender perder en un mes los 10 kg que ganaste en un año.
5. Recurrir a un buen *detox*	**5. Hacer un mal *detox***
· Bájale al azúcar, refrescos, cigarro, alcohol y estrés. · Aumenta el consumo de agua, verduras, proteína, medita y realiza actividad física.	· Es caro, riesgoso y no sirve, además de que existe un riesgo alto de rebote. · Tu cuerpo no se va a desintoxicar por tomar jugos por semanas.
6. Propiciar buenas noches	**6. Tener malas noches**
· Dormir 6 horas o más te hace sentir descansado y con energía para tomar buenas decisiones de nutrición y ejercicio.	· Dormir menos de 6 horas provoca que las hormonas que controlan hambre y saciedad funcionan en tu contra: la grelina aumenta y sientes más hambre; la leptina disminuye y es más difícil identificar la saciedad.

7. Buscar inspiración y apoyo en las personas que te rodean	7. Compararte con los demás
• Ten una red de apoyo, ya sea para que te acompañen a comer de manera balanceada o a hacer ejercicio contigo. Sumar a tus personas más cercanas a tu nuevo estilo de vida es una gran manera de no perder el rumbo.	• Cada persona, metabolismo y cuerpo son distintos. No puedes (ni debes) esperar los mismos resultados que alguien más, aunque aparentemente hagan y coman lo mismo. Concéntrate en lograr TU mejor versión y deja que los demás se ocupen de la suya.
8. Practicar ejercicio sí o sí	**8. Hacer un tipo de ejercicio que no te gusta**
• Haz el ejercicio que te gusta y que te sea placentero. • Recurre al gimnasio, un entrenador personal, videos de YouTube, Apps. • El ejercicio tiene que ser el adecuado, no te tienes que matar en cuestión de intensidad.	• Membresía de gimnasio súpercaro, que no se apegue a tus posibilidades de dinero, tiempo y gusto. • Si no haces ejercicio, al menos camina 3 veces al día durante 10 minutos o más.
9. Consumir *snacks* saludables	**9. Consumir *snacks* no adecuados**
• Buscar productos naturales: verduras frescas, frutos secos, proteína.	• No porque la etiqueta diga "sin grasa trans, endulzado con agave, orgánico, 100% ingredientes naturales" quiere decir que es sano o no engorda. Por ejemplo: manguitos enchilados, galletas de avena y amaranto. La cantidad de

	azúcar, carbohidratos y calorías se eleva mucho con este tipo de productos.
10. Unir todo	**10. Dejarle 100% a la dieta o 100% al ejercicio**
· Alimentación, ejercicio adecuado, estar más activos, descanso óptimo.	· El metabolismo se acostumbra a la restricción calórica y la velocidad de pérdida de peso disminuye, por tal razón se tienen que unir y combinar ambas cosas.

Recuerda

☑ Lo importante es crear un estilo de vida, no hacer dieta.

16

Un problema, varias soluciones

Muchas veces, por más que se haga todo con apego y orden, se puede estar batallando para ver los resultados esperados. En esos casos en que la dieta y el ejercicio parecen no ser suficientes es posible que efectivamente no lo sean. Si así te está pasando, quizá necesites acudir con un médico especialista que te ayudará a diagnosticar la razón de tu problema.

"No logro bajar de peso por más que me apego a mi plan"

Contacta a un endocrinólogo. Te mandará a hacer exámenes de laboratorio específicos. Por ejemplo, una química de 35 elementos, perfil tiroideo completo o exámenes de ciertas hormonas para ver si hay alguna alteración que esté haciendo que batalles más para bajar de peso. Con la información que obtenga podrá darte un tratamiento médico que, sumado a tu tratamiento de nutrición, te dará muchas más posibilidades de éxito.

Si sigues sin bajar, cuida el desorden del fin de semana y sé muy puntual retomando. O si piensas que ya te atoraste, simplemente recuerda que estás uniendo conductas que te llevaron a mantenerte en lugar de llevarte a bajar. Tal vez rompes de más el fin de semana y los lunes no estás apretando, comes más alimentos que te aportan carbohidratos y no cumples tus metas de movimiento a lo largo del día.

Es posible que, fuera del ejercicio que haces, estés muy sedentario durante el resto del día. Recuerda, además de tu rutina de ejercicio por la mañana o la noche, durante el día tienes que estar activo: realizar dos caminatas extra de 10 minutos y por cada hora, máximo dos, de estar sentado, párate y camina 2 o 3 minutos. Toda esta actividad en conjunto hará una gran diferencia.

> **Recuerda que el plan de alimentación ordenado hace que la grasa esté más disponible para usarse como energía, pero esto no quiere decir que automáticamente la estarás usando, para ello es necesario exponerse al gasto.**

Si el problema es que estás comiendo más carbohidratos en el día de los que debes, revisa tu plan y, si no quedas satisfecho con tu alimentación, siempre puedes comer más verdura.

"Ya me aburrí de comer lo mismo"

En cuanto a variedad, la realidad es que a muchas personas les funciona comer lo mismo y otras lo odian. Si te gusta tener variedad, ten al menos tres o cuatro opciones de verduras listas para comer, por ejemplo: calabazas y champiñones guisados, nopales a la mexicana u hojas de lechuga ya desinfectadas. Así tendrás al momento varias verduras para escoger como primera opción.

En cuanto a proteína, tienes carne, pollo, pescado (todos), atún en lata (en agua y aceite, el que prefieras), queso, embutidos, tofu y polvo de proteína para darte variedad, y al final están los carbohidratos, aunque con moderación. Creo que el secreto está en planear un poco tus comidas durante los fines de semana para preparar lo que vas a comer entre semana.

Algo que les digo a mis pacientes con la regla de aprender a *romper y regresar* es que 80% del tiempo van a comer muy parecido, pero les queda un 20% de veces donde tendrán mayor variedad. Si de plano tienes mucho antojo de algo que no debes, trata de comerlo en el orden correcto: primero verdura, después proteína y grasa, en tercer lugar el antojo y al final siempre camina 20 minutos. Y como no hay quinto malo: no olvides regresar a tu plan en la siguiente comida.

"Estoy volviendo a subir"

En este caso hay revisar el conjunto de hábitos y preguntarte lo siguiente:

- ¿Haces ejercicio?
- ¿Caminas extra en tu día?
- ¿Te mantienes mucho tiempo sentado?
- ¿Cuidas tu alimentación entre semana?
- ¿Te descuidas mucho el fin de semana?
- ¿Tomas alcohol más de un día a la semana?
- ¿Los lunes empiezas muy ordenado y regresas a tu plan de alimentación y movimiento?

Creo que aquí hay áreas de oportunidad que debes cuidar para que no vuelvas a aumentar de peso. Subir de nuevo es la consecuencia de volver a unir conductas que te llevan a ese resultado. Así que a cuidarte.

"No estoy motivado"

Todos hemos experimentado el regreso de vacaciones, el fin de semana o, simplemente, el no ver los resultados que esperamos, todo lo cual nos desmotiva. Antes que nada, calma: haz una pausa y respira profundo.

Si no quieres retomar tu plan de alimentación hoy, no pasa nada si lo haces mañana. Lo que no te voy a dejar es retomarlo una semana después. Si tienes muchas ganas de comerte unas papas, palomitas o el alimento que tú quieras, hazlo. Pero ya quedamos: si se acomoda a tu estilo de vida, toma el vinagre de manzana y come primero verdura; y si ese alimento es pan dulce, galletas u otro carbohidrato, trata de comerlo a manera de postre.

Ahora bien, vuelve a motivarte y regresa al enojo inicial: "Se les acabó la persona que no le queda su ropa". Y a la comida siguiente, o a más tardar al día siguiente, empieza con orden una vez más.

Mi consejo favorito te va a ayudar a sentir motivación en automático y a cambiar tu química cerebral: agradece. Cambia tus neurotransmisores cambiando tu lenguaje hacia ti. "Qué horror que me tengo que poner a dieta, me siento muy mal conmigo", cámbialo por: "Agradezco esta oportunidad de cambiar mis hábitos de alimentación, ejercicio, movimiento y descanso. Me llevarán al resultado que quiero y me sentiré mucho mejor. Celebraré las pequeñas victorias que vaya teniendo". Recuerda que así estarás creándote motivación con la dopamina de tu cerebro.

Si puedo dejarte con una especie de mantra para repetir todos los días, te pido que sea este: "Voy a ser constante y no perfecto. Tengo una red de apoyo increíble que me acompañará en el camino". La motivación puedes crearla tú mismo desde tu trinchera, solamente debes cambiar el enfoque que le das a la vida en general. Siempre hay que buscar lo positivo y dejar a un lado lo negativo.

"No quiero seguir puntualmente las reglas estipuladas"

Lo primero que te diré aquí (aunque suene a maestro regañón) es que *no andes de rebelde*: si no estás a gusto contigo, algo no estás haciendo bien y hay que cambiarlo.

Recuerda que yo trato de hacer magia y de apoyarte para ganar la batalla, pero tú también me tienes que ayudar. Lo que sería muy difícil es que te dijera que nunca vas a poder comer los alimentos que te gustan. Con ciertas reglas y estrategias, no te privarás de nada, solo comerás de forma mucho más ordenada que antes. Si en una comida no quieres seguir las reglas, adelante, pero retoma en la siguiente.

¿Cómo sé que ya es mi estilo de vida y dejó de ser una dieta? ¿Qué hago si alguna vez siento que regreso a viejos hábitos?

Esta es una respuesta difícil. De entrada, recuerda que tu nuevo estilo de vida tiene que ser tan habitual que lo raro es que lo hagas diferente. Si es más habitual cenar dos quesadillas que una ensalada con proteína, o si es más habitual comer papitas a media tarde que verduras, aún no estás ahí. Recuerda la definición de *estilo de vida*:

> *Estilo* es un término que proviene del vocablo latino *stilus*. El concepto puede hacer referencia a una manera, un hábito o un modo. El estilo de vida se asocia a los intereses, las costumbres y las conductas de una persona. Se trata de un conjunto de cuestiones que determinan, en gran parte, como vives.

Un estilo de vida saludable se logra si haces ejercicio, comes equilibrado, cuidas tu descanso y estrés, te hidratas adecuadamente y cuidas tu salud en general. Visto del lado contrario, aquel que es sedentario, fuma, bebe alcohol de forma cotidiana, duerme 5 horas diarias o menos, e ingiere comida procesada mantiene un estilo de vida que perjudicará su salud.

Un estilo de vida saludable incrementa el bienestar y reduce la posibilidad de padecer enfermedades. Si sientes que todas las conductas que sumas en tu día a día te llevan a cuidar tu salud y te estás convirtiendo en una nueva y mejor versión de ti mismo, estarás a un paso de haber cambiado hábitos para mejorar.

> **Si ya te cansaste de no tener la salud que quieres, debes dar el primer paso. Es lo único que te pido para que empieces tu nuevo camino. No dudes.**

Así como en las primeras páginas del libro te platiqué que desde mi enojo di el paso inicial para cambiar mis hábitos de alimentación y ejercicio, sé que tú también puedes hacerlo.

Te espera un camino lleno de aprendizaje y posibilidades que te llevarán a tu mejor versión. Habrá caídas y descalabros en fines de semana, puentes, vacaciones, cumpleaños, compromisos sociales, idas a comer y al cine, fiestas y otros eventos sociales que te van a desestructurar. Vas a romper y está perfecto, pero ahora, después de haberme acompañado por las páginas de este libro, sabrás manejarlo de manera diferente. También llegarán antojos y a veces te los comerás, pero tus hábitos habrán cambiado. Al fin habrás entendido que no tienes que vivir a dieta. Al fin habrás logrado desengancharte.

Aprendiste a comer, romper y regresar

Espero que en estas páginas hayas encontrado algún tipo de respuesta a lo que estabas buscando. Que hayas aprendido a poner atención, a cuidar tu descanso y estrés, a cambiar tu lenguaje, a entender cómo funcionan tus neurotransmisores del bienestar y también a empezar a hacer las cosas de manera diferente simplemente *porque así es*.

Ponte en acción y da el primer paso: come en el orden correcto en tu siguiente comida, sal a caminar 10 minutos, agradece, sonríe. Ten por seguro que tu salud a futuro será mucho mejor, siempre y cuando te pongas en acción en el presente.

También quiero que trates de no estresarte y de disfrutar el proceso. Cuando vengan momentos de ansiedad o frustración, puedes estar seguro de que los vas a superar porque ya no eres la misma persona que antes.

Ahora entiendes que la relación con tu alimentación, peso, ejercicio y actividad física no es la misma. Todo problema que enfrentes tiene solución. Y ¿te cuento la mejor parte? Todos los problemas y tiempos difíciles tienen una fecha de caducidad.

Este es el camino para crear constancia y avanzar hacia el resultado que quieres. Construye sistemas que te permitan ser constante con tus nuevos hábitos, busca una red de apoyo que te ayude y cuando el camino se ponga difícil, recuerda: *si no le dedicas tiempo a tu salud, se lo dedicarás a una enfermedad.*

Agradecimientos

Agradezco a Regina, mi esposa, motor, compañera de vida, amiga, cómplice, crítica y, mejor aún, mi mejor porrista. Sin ti no habría sido posible mi avance profesional y personal. Siempre dispuesto a que vengan nuevos retos, aventuras y risas. Mi corazón siempre será tuyo, en esta vida y en la que sigue.

Paty (mi editora), sin ti esto no habría sido posible. Gracias por el apoyo y por ayudarme a unir estos conceptos para lograr este libro que podrá ayudar a muchas personas. Gracias por siempre haber tenido un comentario positivo en nuestras entregas.

Martha Debayle, no me alcanzan las palabras para agradecerte a ti y a tu equipo todo el apoyo y cariño. Es increíble conocerte y trabajar con personas como tú. En 2018 te pedí consejo después de grabar un video para YouTube. Tus palabras fueron: "Sigue trabajando duro, confía en ti, eres un gran profesional", y a la fecha es lo que sigo haciendo.

Agradezco a mis papás, Francisco y Nicky; a mis hermanos, Francisco y Bernardo, y sobrinos, Mariana y Bernardo. Sin duda soy privilegiado por haber crecido en una familia donde siempre tuve apoyo. Al ser el hijo más chico, tuve que competir con mis hermanos, lo cual me ayudó a desarrollar una mentalidad de no rendirme y tratar de ganar (aunque eso no ocurría tan fácilmente, pues mis hermanos son 10 y 13 años más grandes que yo).

Mariana Eljure, Fernando Velázquez, Gloria Martín del Campo, Roberto García Velarde R., Elisa García Velarde, Mario Ruiz, Roberto García Velarde y Rose, sé que cuento con ustedes siempre.

Soy privilegiado y tengo una red de amigos increíbles: René Núñez, Alejandro Domínguez, Pablo Villarreal, Luis Gerardo Musi, David Marván, Darío Lugo, José Ramón Romo, José Lapiedra, Antonio Sánchez, Héctor García de Quevedo, Rodrigo Velasco, Andrés Sánchez Tena, Jesús Núñez, Luis Jesús Torres, Rodrigo Quiñones y Eduardo Dosal. Sin duda esta frase aplica: "Júntate con personas que son mejores que tú y acabarás siendo mejor".

Gracias también a mis amigos de la bici de montaña. He encontrado una hermandad increíble y mis fines de semana no serían lo mismo si no rodara con ustedes: Mario Gómez, Ernesto Arrieta, Manuel Mangino, Luis Fernando Guerrero, Erick Conchello, Pedro Guerra, Gerardo Sánchez Navarro, Bernardo Arrollo, Pato Healy, Carlos Schietekat, Carlos Coaraza, Carlos Laparra, J. C. Schietekat, Román Cabello, Eduardo Elías, Isaac Mayo y Roberto Ugarte.

Alejandra Castillo, paciente y amiga, nos conocimos hace más de 8 años. Además de ayudarte en tu proceso de pérdida y mantenimiento de peso, siempre creíste en mí y me recomendaste con amigos tuyos para orientarlos. Eres una persona que siempre está viendo cómo ayudar a la gente y sumar, en lugar de lo contrario.

Juan Meyer, gracias por invitarme a grabar videos de nutrición para el canal En Cinco (@encinco). Gracias al trabajo de todo tu equipo ya logramos 100 mil seguidores en YouTube. Me siento muy orgulloso y agradecido contigo y la producción por seguir dejándome compartir contenido de calidad con todos nuestros seguidores.

Doctora Ruth, la endocrinóloga con la que trabajo, gran especialista y amiga. Gracias por tener a toda mi familia saludable.

Doctor Andrei Coria, sin duda un gran amigo que siempre está dispuesto a enfrentar nuevos retos y a ayudar. Siempre has estado ahí.

Gracias al doctor Héctor Cristóbal y a la doctora Verónica Sánchez, increíbles personas y médicos del deporte que ayudan a muchas personas a lograr sus metas de ejercicio y salud. Gracias por tantos años de aprendizaje juntos.

Agradezco a mis compañeros del Centro Médico ABC, por tantos momentos de crecimiento y aprendizaje: Claudia Gómez, Anayeli Romero, Carolina Robles, Paulett Millán, Leslie Lesser, Luis Magaña Bou, Alicia Vázquez, Mary Ann Mosti, Maureen Mosti y a los doctores Miguel Herrera y Hugo Sánchez.

Agradezco a mi entrenador Diego Armando Hernández, *el Bubu*, quien me ayuda a planear mis rutinas de ejercicio para siempre mantenerme saludable en cuerpo y mente.

Agradezco a Dios por darme una vida llena de bendiciones y obstáculos diarios, que simplemente me hacen mejorar como persona, hijo, hermano, amigo, pareja y profesional para mis pacientes.

Finalmente, espero que Dios bendiga con mucha salud y cosas buenas la vida de todas las personas que lean este libro.

De corazón, gracias.

Desengánchate de las dietas de Nicolás Mier y Terán
se terminó de imprimir en noviembre de 2023
en los talleres de
Litográfica Ingramex, S.A. de C.V.
Centeno 162-1, Col. Granjas Esmeralda, C.P. 09810
Ciudad de México.